我很好，可是我不快乐

疗愈完美背后的隐性抑郁

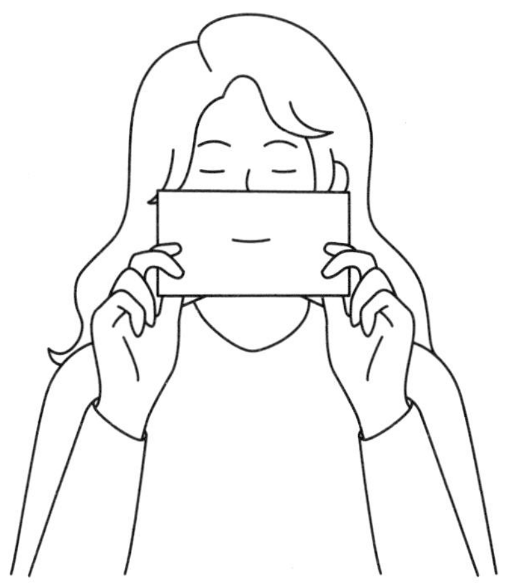

Margaret Robinson Rutherford
［美］玛格丽特·鲁宾逊·拉瑟福德 著

张祎程 译

世界图书出版公司
北京 广州 上海 西安

图书在版编目（CIP）数据

我很好，可是我不快乐：疗愈完美背后的隐性抑郁 /（美）玛格丽特·鲁宾逊·拉瑟福德著；张祎程译．—北京：世界图书出版有限公司北京分公司，2023.6
ISBN 978-7-5232-0461-0

I. ①我… II. ①玛… ②张… III. ①抑郁症 – 防治 IV. ① R749.4

中国国家版本馆 CIP 数据核字（2023）第 100549 号

书　　名　我很好，可是我不快乐：疗愈完美背后的隐性抑郁
　　　　　WO HENHAO, KESHI WO BU KUAILE
著　　者　［美］玛格丽特·鲁宾逊·拉瑟福德
译　　者　张祎程
责任编辑　余守斌
特约编辑　赵昕培
特约策划　巴别塔文化

出版发行　世界图书出版有限公司北京分公司
地　　址　北京市东城区朝内大街 137 号
邮　　编　100010
电　　话　010-64038355（发行）　64033507（总编室）
网　　址　http://www.wpcbj.com.cn
邮　　箱　wpcbjst@vip.163.com
销　　售　各地新华书店
印　　刷　天津画中画印刷有限公司
开　　本　880mm×1230mm　1/32
印　　张　8.5
字　　数　146 千字
版　　次　2023 年 6 月第 1 版
印　　次　2023 年 6 月第 1 次印刷
版权登记　01-2023-2849
国际书号　ISBN 978-7-5232-0461-0
定　　价　59.00 元

如有质量或印装问题，请拨打售后服务电话 010-82838515

谨以此书献给我的丈夫——理查德。现在轮到我做家务了。

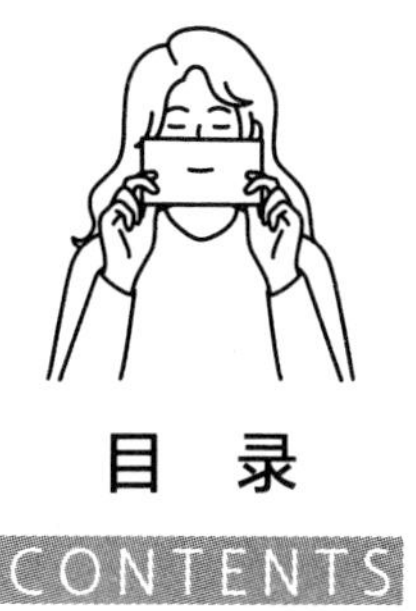

目　录

CONTENTS

推荐序　完美地枯萎

我第一次看到“完美隐藏的抑郁”（perfectly hidden depression，PHD）这几个字是在玛格丽特·拉瑟福德（Margaret Rutherford）博士的“脸书”上。她在脸书上发布的信息吸引了我。我在那里观看了一个关于有此类问题的人的视频，这个视频包含很多令人难以置信的、大开眼界的细节。

“讲得太有道理了，”我心想，“那些患有完美隐藏的抑郁的人隐藏在完美的面具后面，但他们的内心却饱受痛苦的煎熬。”

与此同时，我也在想：“为什么让他们分享自己的挣扎就这么难呢？如果他们承受了这么大的痛苦，难道他们不会自然而然地寻求帮助吗？”

几年前，我所在社区的一个家庭不幸失去了他们十几岁的儿子杰伊。他自杀了。每个人都认为杰伊是模范学生。他聪明、风趣、健壮，在同龄人中很受欢迎，而且充满动力——总是渴望成功，从不想失败。

但在完美的面具背后，这位才华横溢的年轻人却很痛苦。所有人都认为杰伊非常优秀，没有人会想到，他的内心世界竟是截然不同的——他非常痛苦，觉得自己永远无法从痛苦中解脱，以至于决定离开这个世界。

在这之后，我认识了杰伊的妈妈埃琳。她那时从我的组织“这是我的勇敢”（This Is My Brave）中为她的女儿们购买勇敢珠手链，被我们所做的工作鼓舞。我们的工作就是努力打破对心理疾病的污名。这些污名阻碍了许多人寻求帮助。我们的组织提供了一个平台，让人们可以在平台上讲述他们关于心理健康问题和成瘾的真实故事。当有人站在陌生人面前讲述他们的心路历程，讲述他们从最黑暗的低谷走出，到如今变得自信而阳光的历程时，台下的观众都备受鼓舞。我们的目标是把人们对心理问题的看法由恐惧和逃避转变为希望和接受，具体方式就是分享故事。

玛格丽特博士的书也有同样的目标，它揭示了一个极其重要的课题——完美隐藏的抑郁。这个课题正在无声地呼唤着人们对其更深的理解。心理健康问题，特别是自杀的流行，已经成为重大的公共卫生危机。

这本书适合所有人，因为不管我们是否意识得到，每个人事实上都受到心理健康问题的影响。来自美国国家心理健康研究所（National Institute of Mental Health，2019b）的数据显示，截至2019年，将近五分之一的美国人（4660万人，即人口的18.5%）在某一年内经历过心理健康问题。因为我们一生中认识的人都不止五个，所以我们身边一定存在患有心理问题的人，而那个人可能就是我们自己。

根据上述数据，在美国，每年约有 1730 万成年人经历一次严重抑郁发作，而且自杀已成为 10 ～ 34 岁人群的第二大死亡原因。对有这种情绪问题的个体来说，完美隐藏的抑郁是帮助他们理解自身问题的有益资源。而且对任何想要更好地了解抑郁症和焦虑症以及这类疾病在不同人群中如何发作的人来说，它是一个很有力的观察工具。

我由衷地相信，我们作为一个集体，要想结束围绕着心理疾病的污名和恐惧，唯一的方法就是个人坦诚地讲述亲身经历。这意味着我们需要勇气来摘下为保护自己而戴上的面具。自身的不完美让我们成为复杂而独特、真实而充满魅力的人，认识到这一点是获得更丰富、更充实、与他人连接更紧密的生活的起点。

杰伊去世前，我没有机会见到他。但我觉得，如果他和他的家人知道玛格丽特博士书中的内容，他很有可能战胜抑郁症。他们没有获得你即将读到的丰富知识，这令我十分心碎。

完美隐藏的抑郁就像一块垫脚石，帮助我们从完美主义那孤立而痛苦的洞穴中走出来，接纳、爱惜自己。

你即将踏上一段充满力量的旅程，我迫不及待地想让你开始。

詹妮弗 • 马歇尔（Jennifer Marshall）

“这是我的勇敢”执行董事兼联合创始人

https://thisismybrave.org

前言　挣脱抑郁牢笼

我是一名心理学家。有时我会接到紧急电话，它们通常是某个不堪重负的人打来的。

那是1998年一个美丽的秋日，我的电话在将近中午的时候响起。打电话来的是纳塔莉的丈夫，里克。

“我真的很担心纳塔莉，”他说，“但我出城了，还要三四个小时才能回来。”

纳塔莉一直在接受焦虑症治疗，因为她觉得自己在处理工作和照顾孩子方面失去了控制。她讨厌自己过于忙碌的生活，但承认这一点又让她感到强烈的罪恶感。她竭尽全力地取悦他人，但仍然时刻觉得自己做得不够。纳塔莉在讲述时的语气总是带着歉意，好像让他人关注自己的问题会给他人带来麻烦，而这让她感觉自己很自私。她告诉我：“我不应该抱怨。因为与大多数人比起来，我的生活已经很轻松了。”

她的笑声听起来很紧张和勉强。但她的脸上总是带着微笑，即使在谈论一些带给她痛苦的事情时也是一样。最近，纳塔莉一直在喝更多的酒来缓解压力，当然，“只有在孩子们睡觉的时候”。

“我想她在家里，”里克在电话里说，“今天她送孩子们去上学，之后就可以休息。我打过电话，但她不接。我上次跟她说话时，她怪怪的。她让我去接孩子们。她跟你说过她有些情绪低落吗？”

我能从里克的声音里听到惊恐。虽然我的大脑在不停安慰自己，可能什么事都没有，但我的直觉发出了警报信号。我主动提出拨打“911”，但里克对此表示担心：如果纳塔莉只是不想接电话，打“911”会让她大发雷霆。我知道她住得离我很近，上下班路上我经常看到她在院子里，于是我提出亲自去看看情况。这样的回答不像我平时的风格，兴许我这样做是出于对她的担忧和了解。

一两分钟后，我来到了她那环境优美的家。我走到前门，按响了门铃。“叮——叮——”，没有回应。

我绕到屋后，敲了敲门。仍然没有回应。她的车停在车库外面。我往里面看了一眼，确定她不在里面。

里克给了我门锁密码。我输入了密码，感觉自己像个窃贼。车库的门“嘎吱”一声打开，露出整齐的空间和一扇通往内部的门。

高高的天花板，大大的窗户，房间里出奇安静。没有音乐和电视声。一切都非常整洁，甚至整洁得不正常。我在房间里一边找她，一边叫着她的名字。

厨房很大，里面有闪闪发光的灶台和厨具。孩子们的照片整齐地贴在冰箱上，每一张都被细心地附上了标签。客厅就在厨房旁边，看起来已经准备好迎接客人了。沙发上放着精致的针织罩以及蓬松的靠枕，一切看起来都能让人感到舒适。

我一直叫着她的名字，一开始是轻轻地叫——我不想过度惊扰她，她可能在睡觉——后来是大声地喊。但仍然没有任何回应。

我穿过客厅，来到我认为是主卧的另一个房间。

她静静地躺在床上，身边放着一瓶只剩五分之一的伏特加和半瓶可能致命的苯二氮䓬处方药。我拨打了“911”。

她能和我说话，但很艰难。她只能呢喃着说些什么。

“纳塔莉，我正在打‘911’。”我说。

“不……”她低声说，“不要……医院。我没事。”

她的情况很糟糕。

我一边打电话给里克，一边试着让她跟我说话，保持清醒。

几分钟后，医护人员到了。她根本没有力气反抗。他们把她带走后，我又待了一会儿，努力镇定下来。但我非常不安。

房子里所有的东西都摆放得很整齐。垃圾桶是空的，锅碗瓢盆都在操作台上晾干，厨房毛巾还是湿的。孩子们的玩具整齐地堆放在沙发旁边的箱子里。卧室除了床什么都没有，没有衣服和鞋子，角落的桌子上也没有堆积的文件。

这绝对是一次整洁到完美的自杀。

从那一天起，我开始质疑抑郁症的传统标准，并在心中模糊地有了“完美隐藏的抑郁”的概念。

纳塔莉在事业上非常成功，名声在外，也很受欢迎。她对心头的一切都认真努力，还是一个非常关心子女的母亲。她还在社区以及孩子的学校做志愿者。

她从未说过要自杀。她只是觉得无穷无尽的家务困住了她，而且里克还经常出差，她只能独自承受。她看起来焦虑和紧张，而不是抑郁和沮丧。

在对她的早期治疗中，我得知纳塔莉曾被祖父性侵，但她从未告诉过家里的任何人。要不是我直截了当地问她，她也不会向我透露。她还多次表示她的一举一动都被父母支配着，尤其是她的母亲。她永远没法让母亲满意。小时候，她是一位优秀的体操选手，收获了很多荣誉和奖牌。每次比赛她的母亲都来参加，而她的父亲总是因工作而很少出席。比赛后，她的母亲会告诉她还可以在哪些方面努力以及需要改正什么错误。

纳塔莉之所以选择成为一名会计师，是因为她的父亲也是会计师。对她来说这是“应该做的事”。她在父亲的办公室里工作，也在这里接待客户。她在工作方面对自己十分严苛。她越来越讨厌自己的工作，但又因经济问题和工作责任而无法辞职。

她承认自己心中有怒火，尤其是对她母亲，但她无法释放出来。在谈到她不必背负其他人的期待，应该多放松时，她无奈地微笑着说：“我哪里有时间呢？”

她的自杀企图是一记强有力的警钟。

纳塔莉被送进了康复中心。当她回来后，我们开始讨论她的生活方式对她的影响。

她解决问题的方法——隐藏真实自我，反过来成了问题所在。

纳塔莉对企图自杀感到非常内疚。但她不得不承认，她内心感到深刻的绝望。在里克说出他对纳塔莉尝试自杀的感受之后，纳塔莉终于开始向里克吐露自己内心真正的挣扎。她需要时间和空间来处理童年的问题——包括被性侵的经历和内心持续使她感到羞耻的批判声音。

纳塔莉也在努力戒酒。她与母亲建立了更明确的边界。她还在计划辞职，尽管这将导致她的思维模式、人际关系以及财务状况发生巨大变化。她知道自己必须走出现在的困境，去做一些她喜欢的事情。

纳塔莉的价值感将不再来源于实现别人对她的期望，而是来源于了解自己内心真正想做的事和真正想成为的人。她学会了抛弃心中的完美主义，并且接受自己可能会生气或疲倦的事实，也意识到强烈的羞耻感曾支配她的所有生活。

大约一年之后，她觉得自己已经准备好“毕业”了。

她很高兴自己还活着。

她的笑容发自心底，她的快乐感染着他人。

纳塔莉的故事已经为人所熟知，因为我将故事分享给了很多像她一样的人。如果你已经拿起这本书，你也将熟知这个故事。

我希望你们能和我一起，从她的治愈中学习，也向那些正在努力挣脱“完美主义牢笼”的人学习。

这可能会救你的命。

引言　接纳与新生

如果你在纳塔莉的故事中看到了自己，如果你专注于维持幸福的表象而不能承认或表达痛苦的情绪，如果你因完美主义和持续不断的担忧而困扰，如果没有人知道你面具下的真实自我，那么请继续读下去。

在 2014 年 4 月一个周六的早上，我在写每周博客时，突然想到了纳塔莉这样的患者。他们与那些有着典型抑郁症的人截然不同。于是当天在博客上，我描述了这样一类人——在别人看来他拥有着完美的生活，但在他光鲜亮丽的外表下却隐藏着不为人知的痛苦。我发现看似幸福的生活也有不幸的一面。我简要地描述了在心理治疗中如何缓解对完美的执着。我把这篇博客命名为："完美隐藏的抑郁者——你是其中之一吗？"

那时，我写博客已经有一年多了，运气好的时候会有 50 多个分享。然而，到那天结束时，已有超过 1500 人分享了这篇博客。我被告知这篇文章已经火了。比这更重要的是，我收到了数百封邮件，这些真挚的内容触动了我。随后，《赫芬顿邮报》（*HuffPost*）对此的报道引起了人们更多的关注。

这件事一直徘徊在我的脑海中——原来有这么多人经历过这种情况。接下来的四年里，我阅读了其他人关于完美主义和抑郁症的著作，并与该领域的专家和研究人员交谈。我采访了超过 50 个人。这些人都在阅读了我关于完美隐藏的抑郁的文章后主动提出，他们愿意讲述自己生活中的痛苦，以帮助更多人走出抑郁。渐渐地，越来越多的人开始来我的诊所寻求帮助。

这本书的创作是建立在这些读者的经历以及我身为心理学家超过 25 年的经验之上的。我们将讨论完美隐藏的抑郁（一个由我创造的术语）的综合表现、病因、它与典型抑郁症的区别，以及你能做些什么。

作为一名治疗师，我相信自己是人与人之间的桥梁：我把从那些受过伤害的人身上学到的智慧分享给那些仍然迷失和受过伤的人。我想把我从像你这样的人、像纳塔莉这样的人，以及多年来一直沉默的人——直到有什么东西促使他们站出来——身上看到和学到的东西告诉你们。我会分享他们的故事。好消息是什么？他们已经变得更好了。你也可以变得更好。

当你准备改变精心营造的“完美”生活时，你最害怕的两件事可能是暴露和失去控制。我们将温和地面对恐惧，用新的安全感来平衡失控的感觉，这种安全感来自诚实、开放和自我接纳。这本书旨在鼓励你改变自己，无论你是否寻求心理医生的帮助。

当你认识到自己掩盖天性的能力和习惯，体会到尊重自我带来的自由和满足时，强大的改变是势不可挡的。你的情绪和心理潜能将会完全释放出来，这也许会是你人生中第一次。你可以选择如何以及何时让你信任的人知道这些改变。但我会鼓励你至少选择一个人，向他分享你的旅程。当你打破完美人格的牢笼，你会发现自我接纳带来的平静以及脆弱中存在的力量。

我不想让这听起来很简单。它不简单。这段旅程需要非凡的勇气。你在一开始可能很难相信这些改变是有帮助的。为别人着想有什么错呢？努力工作并期望自己做到最好有什么大不了的？这些当然没有错。然而，当付出和收获不能平衡的时候——当羞耻感侵犯你的价值感，当脆弱被视为缺陷的时候，那就是完美隐藏的抑郁登场的时候。

这本书是为谁写的

我很遗憾地说，没有任何年龄、性别、人种或宗教能够对完美主义和完美隐藏的抑郁免疫。如果“完美隐藏的抑郁”这个词激起了你的兴趣，如果这本书的标题让你感到宽慰、好奇或感同身受，如果你的完美主义已经成为负担，那么这本书就是为你准备的。

如果你正在与自杀的想法斗争，或者如果这些想法在你读这本书的过程中出现，你需要立即寻求专业治疗。

如果你还未成年，你需要让一个成年人知道你有很强烈的情绪困扰（希望“完美隐藏的抑郁”会允许你这么做）。但在这种危险的情况下，只做这些是不够的。

如果你是一位家长，这本书的内容能在你对孩子的认识和决策方面提供指导。一些看上去很成功的青少年最后选择了自杀，他们的父母悲痛欲绝地问我，他们究竟错过了什么，或者他们本可以做些什么。学习如何表达你自己的全部情感将是你给孩子的一份不可思议的礼物，因为他们会照你做的去做，而不是照你说的去做。

如果你在伴侣每天给自己施加过大的压力时担心地看向对方，或者你知道对方经历过不愿提起的早期创伤，这本书会帮助你更全面地了解对方。你会掌握一种语言，用以向对方询问有关你的观察的问题，甚至使对方自己审视你的观察。

如果你是一名治疗师，这本书将拓展你的视野，并挑战你对抑郁症及其表现的猜测。

作为个人、伴侣、父母、医生和心理治疗师，我们需要知道这些警告信号。我们需要有一套合适的理论来解释某人的行为和信念，并且不将表面的东西当作全部。这套理论包括对完美隐藏的抑郁的识别。如果我们以完美隐藏的抑郁的角度来看身边的人和事，也许就能发现是什么时候出了问题，并为治疗它尽一份力。

这本书将如何帮助、引导和支持你

我写这本书的目的是在你的改变和治愈过程中教育、引导和支持你。在第一部分中，我们将专注于理解完美隐藏的抑郁。第一章将介绍完美隐藏的抑郁的定义及其关键特征——完美主义，同时阐述它的十个主要特征（本书后面我将其简称为隐性抑郁）。即使你不认为自己是一个完美主义者，你也会发现自己有其他的行为和信念。我们将在第二章揭示隐性抑郁与健康的心理和典型抑郁症的不同之处。你会在第三章找到一份问卷。它是一个很有用的评估工具，会帮助你评估你的隐性抑郁程度。我们还将讨论对暴露自身心理问题或因心理问题而寻求帮助的耻辱感和恐惧感，以及如何克服这种感受。

在第二部分中，我们将转换话题，开始学习治疗的五个阶段：意识、承诺、对抗、连接和改变。

这些治疗阶段为你提供了一条可以遵循的道路。但"正确"的治愈方法并不存在，治疗的过程并不是设计巧妙的通关游戏。能量在治疗的不同阶段间流动，有时向前，有时退后，但它同时也向内流动。它流动的轨迹就像车轮的辐条（图 1）。这就是治愈和改变发生的方式。一个顿悟时刻可能会在另一个阶段带来启示。一次精神上的断线可能导致情感上的突破。这些阶段在创造更多的情感自由方面都具有独特的重要性，它们的总体目标是增加自我接纳和同情。

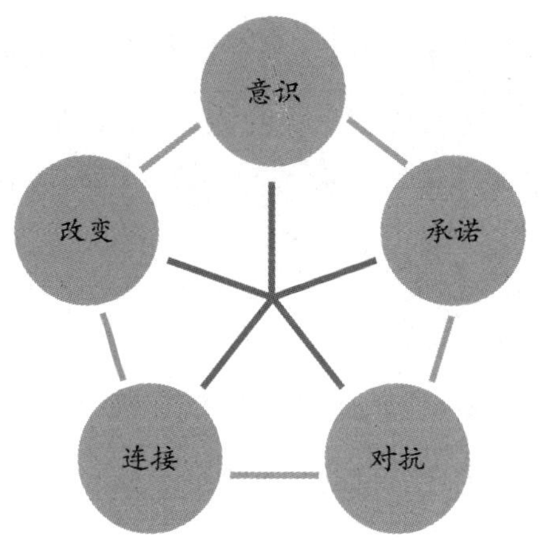

图 1

在这个过程，以及在其他任何改变的过程中，最重要的是你按照自己的节奏前进。如果在这五个阶段中你感觉要做的工作让你很不适或很痛苦，那就休息一下。你要意识到你正试着改变多年来一直保护你的模式。你在以不同的眼光看待事物，尝试新的行为，这些都需要勇气和时间。请尊重你自己。这不又是一件你必须完美完成的事情。没有完美的解决方案。

最后两章（第三部分）将帮助你个人以及在与他人的关系中维持这些新改变，避免倒退回旧的痛苦模式。创造改变和维持改变所需的能量是完全不同的。在第三部分我们将关注那些可能让你掉入完美主义牢笼的情况，并讨论如何在压力增加的情况下坚持学习新知识。预测你的改变将如何影响你的亲密关系是这部分的一个重点。

知道如何与你的伴侣、家人和朋友讨论这种改变，可以帮助你推进和迎接它。

本书每一章都穿插着一些练习，它们叫作反思。无论练习的内容是内向的思考还是外向的行动，它们都是为推动你前进而设计的。它们可能会激发难以处理的回忆、情绪或意识。然而，随着你做出每一个改变，进行每一次深刻反思，你都会创造希望。这种希望将帮助你平息恐惧，并允许你继续冒险和自我治疗。

有一点我再怎么强调也不为过，那就是记录你的经历是治疗的重要组成部分。因此，我强烈建议你使用一个独立的笔记本来完成本书推荐进行的记录和写作。通过它，你可以捕捉到你的日常思维或行为中的变化，并记录这些变化在你的情感、心理、精神甚至身体上产生的影响。把这些信息都放在一起是很有帮助的。这样做不仅是为了现在使用，也是为了在将来提醒你：随着时间推移，你的信念和行为发生了巨大的变化。不管你的笔记是一本精美的手账、一个活页夹，还是你的 iPad 上的一个文件夹，这都不重要。如果你担心有人发现并阅读它（很多人都有这种担忧），你可以把它锁在安全的地方，只在使用时拿出来，你还可以使用带有密码的记事本应用程序。请善用资源。

最后，本书中使用的个人故事来自认为自己有隐性抑郁的受访者自述，或者向我寻求治疗的来访者。他们的身份信息受到保护，但他们的故事是真实的。当被问及为什么愿意让我使用他们的故事时，许多人表示：“我愿意尽我所能让更多人了解隐性抑郁，这样其他人就不必有我这样的感受了。”他们想让你知道，你并不孤单。他们也经历过你的痛苦，这是真实的。请加入他们的旅程，在此期间你不必再保持沉默，也不必再躲藏。

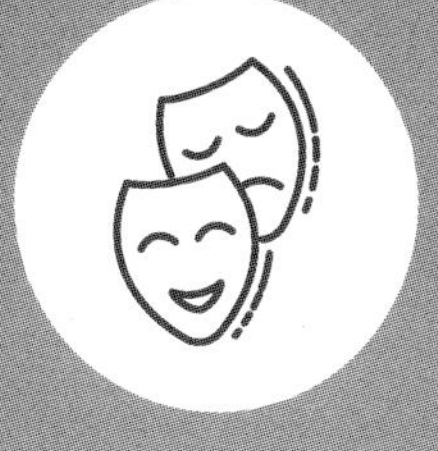

第一部分

理 解

我演得好完美的自己，却止不住内心的苦涩。

第一章
什么是完美隐藏的抑郁

> 你不从脆弱中走出来，就无法获得勇气。
>
> ——布琳·布朗（Brené Brown）
>
> 《脆弱的力量》（*The Gifts of Imperfection*）作者

一天，高挑迷人又年轻的布里塔妮走进我的办公室。一看到她，我就开始思考这样美丽的女性会出现什么问题，就像我总是在第一次治疗时做的那样。

“我在直播平台上看到你谈论完美隐藏的抑郁，”布里塔妮说，“我从来没有接受过心理治疗。但我知道你描述的就是我的情况，我需要帮助，因为情况越来越糟了。”

她突然停了下来，好像马上就后悔告诉了我那么多关于自己的事情。她有些不好意思地笑着，羞怯地坐在沙发上，一条腿紧张地抖动。

她不知道该怎么办，只能等着我的回答。

"嗯，如果你患有完美隐藏的抑郁，那么你肯定不习惯公开谈论自己的事。所以我敢打赌，你一定是克服了很大的困难才来到这里。"

她点点头，低头看着自己的脚。

我安慰她说："我们可以慢慢来。我在这里听你倾诉，但这一切的快慢由你决定。那么，最近发生了什么让你担忧的事情吗？"

布里塔妮在治疗时没有告诉我她的一切。事实上，我花了好几个月的时间才知道她的全部经历。偶尔，她会脱口说出一个让她很受伤的秘密，但同时又密切关注着我的反应。随着治疗进行，她逐渐冒着越来越大的风险分享她的真实生活。然而，对于与这些秘密相关的情感，她的表达能力非常有限。我只会偶尔看到一滴眼泪，但这些很快就会被茫然的眼神或话题的转移所掩盖。

这就是完美隐藏的抑郁。羞耻、创伤、伤害、愤怒——如此之多的经历和感受都被隐藏起来，因此敞开心扉可能是一个缓慢的过程。

布里塔妮允许自己表达出来的感情与她所描述的痛苦相差甚远，但她并不是我见过的第一个存在这种情感脱节的人。在她之前找到我的其他人也表现出了这种否认或超然的态度：

伊丽莎白讲述过一个故事：某天，她赤身裸体地在海滩上醒来，发现自己被人下药并强奸了。"我从来没想过这个故事有那么重要。那是很久以前的事了。”她微笑着犹豫地告诉我。

琳达已经多年没有哭过了，甚至在她母亲突然去世时也是如此。“哭让我很不舒服，”她说，“我认为这是软弱的表现。”

杰克逊谈到了他在开车时总有一种异常而隐秘的冲动，想要冲出公路，紧接着他又为自己这个想法忏悔道：“我有一个好妻子和一个好家庭。我只是最近压力有点儿大。”

和其他人一样，布里塔妮看起来并不抑郁。她非常理性，非常有条理，甚至有点儿刻板，她的计划表里塞满了便利贴和待办事项清单。她经常和闺蜜们一起吃饭，还有一个关系稳定的男朋友。她在事业上取得了成功，但非常焦虑，因为她不确定关于未来她是否做了正确的决定。她看起来并不悲伤，事实上，她经常是十分快乐和有趣的。布里塔妮展现给外人的一面看起来相当完美。

如果你正在经历完美隐藏的抑郁，你可能并不会觉得抑郁症与你有什么关系。在人们的一般认知中，抑郁的人很悲伤、没有活力，还有一些人会无精打采或烦躁不安，又或者一直在睡觉。自己患有抑郁症的想法对你来说可能很可笑——至少在你开始了解完美隐藏的抑郁之前是这样。

如果你对自己完全诚实，你可以承认当你向他人坦白自己感到沮丧或绝望时，你会对他人的想法感到很紧张。你害怕心理疾病背后的污名。你对自己说：“天哪，我才没有抑郁。我可能只是最近忙疯了，而不是抑郁。”你承受了一次又一次的压力，经历了一次又一次的失去，但你坚持了下来。你努力工作，努力做好家长，努力讨好每一个人。你总是乐观的。

最重要的是，承认抑郁就是承认自己的缺点。如果你是个完美主义者，你就会将缺点隐藏起来。

你就像布里塔妮、伊丽莎白、琳达，还有杰克逊。因为你的表现不是抑郁症的典型症状。

没有人怀疑有什么不对。但你可能会自杀，没人知道原因。在我们第一次会面几个月后，布里塔妮告诉我，在来找我之前，她一直在计划结束自己的生命。她知道自己不能再像以前那样生活了，不能再把那么多的痛苦、伤害和绝望隐藏在微笑的面具之下。

这就是抑郁。完美地隐藏起来的抑郁。

隐性抑郁者的十个特征

隐性抑郁不是你从医生或治疗师那里得到的诊断。它不是一种心理障碍。它是一种综合征，或者一系列在同时出现时表明一种特定障碍或问题的特征。你可能已经意识到，在某种程度上，一些地方出了问题。你可能在网上搜索过关于抑郁症的信息，寻找答案，但你发现自己并不符合这些标准。你可能已经开始怀疑你心里的黑洞是不是真的了。

从心理学角度来看，观察这些特征（包括行为以及背后的信念）如何达到某种目的十分有趣。对于隐性抑郁来说，目的是隐藏、保护、生存。

让我们看看隐性抑郁的特征。如果你患有隐性抑郁，你可能：

- 表现出高度的完美主义，内心总是发出批评和羞愧的声音。
- 表现出高度或过度的责任感。
- 在遭遇痛苦的情绪时，用不停审视自己或主动关闭情绪（而不是将情绪排解出去）的方式来应对。
- 总是在担心，需要对自己和环境保持控制。
- 高度关注工作，用外部成就来获得自我价值感。
- 关心他人是否幸福，但不允许对方进入自己的内心。
- 忽略自己所受的伤害，极力避免自我同情。
- 伴有其他心理疾病，如进食障碍、焦虑症、强迫症或成瘾问题。
- 过度感恩曾经发生的好事，并将其当作幸福的基础。
- 在事业上获得成功，但在人际关系中会遇到情绪亲密方面的困难。

这些与你的情况相似吗？如果你在自己身上发现了上述大部分或所有特征，你或许应该因给自己的秘密找到一个名字而感到宽慰。你心里的黑洞是真的，你不只是忙得不可开交。

但是，当你想到你的隐性抑郁治疗可能会永远停留在无尽的待办清单上，你的宽慰可能马上被额外的压力取代。请停下来。因为在你获得应对隐性抑郁技能的同时，你还需要改变想要完美完成这项工作的倾向。

在继续前进之前，让我们停下来并解决这个倾向。

反思 1：创建一个应对羞耻和完美主义的座右铭

提醒一下，你不需要将这本书中要求的工作做得完美无缺。请宽容地对待自己。给自己时间、耐心和犯错的许可。学习如何远离自我批评是你改变自己的重要部分。

首先，打开你的笔记本，在一个安静、平静的地方深呼吸几次。问问你自己："关于隐性抑郁的治疗，我需要每天提醒自己什么？"

试着创建一句座右铭——一句能鼓励你向积极目标前进的精神提示。你的座右铭可以是"无论花费多少时间都是值得的"或者"我将享受探索自我的过程"。

将你在应对隐性抑郁的过程中创建的座右铭收集起

来，列成一个清单。如果你在这个练习中遇到困难，那也没关系。你的座右铭可以是“变得更积极地看待自己需要时间，我要保持开放的心态”。

现在，带着你的座右铭，让我们更详细地回顾隐性抑郁的十个特征。记住，这些行为和想法在适度的情况下是正常的。但过度时，它们就会导致隐性抑郁。

特征 1　表现出高度的完美主义，内心总是发出批评和羞愧的声音

你任何时候都希望自己做到最好。你花了几个小时确保事情不会出错，给每一个帮助过你的人手写感谢信，或者工作到很晚，直到孩子们上床睡觉。

里克·卡森（Rick Carson）在 2003 年出版的《驯服你的小精灵：摆脱自己旧想法的一个惊人简单的方法》(*Taming Your Gremlin: A Surprisingly Simple Method for Getting Out of Your Own Way*）一书中展示了小精灵与人类的精彩插图，这些令人讨厌的小精灵恶毒地向受害者（人类）耳语着贬低的话，比如“是什么让你认为你很好？”“任何人都可以做这项工作”“你的努力没有意义”。我们的小精灵就是内心批评自己的声音，如果你是一个完美主义者，它们会一直萦绕在你的耳边。你可以试着不去听。然

而，它们会不停地评判你的一举一动，对你吹毛求疵。

布琳·布朗女士将她对羞耻的研究和自己的经历写成了一本书。她最畅销的作品反映出我们有多少人在追求完美——但是每天都在失败。在《脆弱的力量》一书中，她将完美主义定义为“一种自我毁灭并且使人上瘾的信念系统，它产生了一个基本想法：如果我看起来很完美、生活得很完美、做任何事都很完美，我就可以避免或尽可能少地体验羞耻感以及被批判和责备的痛苦感受”。她接着指出，完美是不可能的，因为我们无法控制他人如何看待我们。我们越是追求完美，就越会疯狂地追求这件不可能的事。这就形成了一个消耗大量努力且十分痛苦的循环，并且该循环还伴随着强烈的自我批评。

你怎么分辨自己是完美主义者还是单纯地追求卓越？让我们来假设你正在为你的第一次马拉松比赛训练。你会告诉自己：“我正在为马拉松比赛训练，所以我将暂时搁置我在财务委员会的工作。”或者，你会说：“我正在为马拉松训练。所以为了在星期一比赛之前完成财务报告，我星期天早上必须起得很早。”

第一种做法具有灵活性。你往日常清单里增加一些东西的同时也拿走了一些东西，所以你不会超负荷。这是在现实的边界中努力追求卓越。如果你采取的是后一种做法，我希望你能意识到这是一种非常僵化，并且基于完美主义和羞耻感的做法。你的小精灵在对你耳语：“你不能放弃责任。那太自私了。”

如今许多人的生活节奏过快，这无疑会增加他们患上隐性抑郁的可能性。假设你有三个孩子，每个孩子要参与至少两项运动和一个俱乐部，并且有家庭作业。你需要出席很多运动比赛、准备很多美味的零食，并帮助所有孩子完成家庭作业，这些还不包括你自身的工作。然而，如果你缺席了孩子的活动或者将责任委派给其他人，你可能会认为自己不是一个好家长——甚至是一个失败的人。因此，你消耗的精力和付出的努力会随着新任务的积累而增加，而你的疲惫也会成为一件需要被完美隐藏的事情。

随着你慢慢有勇气直面羞耻，你将学会如何一点点放弃对完美的执念。你将找到一种方法来平息那些在你耳边贬低你的声音，拒绝恶意和指责的声音，只留下善意和为自己着想的声音。你将了解到完美主义如何成为你生命的一部分，之后用包容脆弱性的想法和感受来取代它。

反思 2：认识到你的羞耻感并给它起个名字

找一个安静的地方，拿着笔记本坐下来，深呼吸几次。你也可以暂时闭上眼睛，专注于你的身体，从头顶到脚趾，注意哪里可能有紧张或不适感。

回想一下伴随你成长的家庭和文化氛围。花几分钟想一想，你觉得什么事会让你感到羞愧？什么是你觉得不该做和不该感受的？什么是不被允许或不被支持的？

把你曾经听到的那些死板、批评的话语写下来。例如，你可能会熟悉这句话："把自己的需求放在第一位是自私的！"如果你只能想到一两句，那也很好。在这个过程中你将会发现更多。

你甚至可以给这个小精灵起个名字，比如"雪莉"或"鲍勃"。这样做会让整个过程变得有趣，特别是在你脑海中听到"鲍勃"的声音时。在你继续今天的工作时，留意这些小精灵的耳语是否出现。

特征 2　表现出高度或过度的责任感

如果有人需要承担责任，那就是你。你觉得自己有义务这样做。你不知道如何说不。在报名做志愿者的时候，你的手高高举起。你负责解决问题，让事情顺利进行。这是你的使命。你把事情搞定，把事情办妥。诚然，这种习惯可以帮助你避免因没有扮演一个固定角色（例如委员会主席或者主持人）而产生的焦虑感。但更有可能的是，你不记得有哪次你没有负责。

让我们来看看亚当的极端责任感是如何形成的。请注意，如果你遭受过父母的虐待，他的故事可能会触发你情感上的伤痛。请谨慎阅读。

亚当的故事：成为超级负责的人

亚当关于父亲最痛苦的回忆是：某天，父亲让所有的孩子排成一排，想找出是谁闯了祸。父亲拿着一张点燃的纸走向孩子们，把燃烧的纸举到孩子们眼前，让他们可以看到火焰并且闻到烧焦的味道。然后父亲点着打火机，强迫孩子们一个个把手指放在火焰边上，直到所有的孩子都痛苦地尖叫起来。亚当意识到，如果他这时承认自己做了坏事，他就能阻止父亲。

“这是我的一个核心观念——我可以阻止不好的事情发生。我可以让事情回到正轨。”亚当意识到。

亚当成了别人的救星，并且在任何情况下都不表现自己的愤怒。“大家都认为我从来没有生过气，然而这是一种假象。”他承认。

一切似乎都还不错，直到他上了大学，选择了与父亲一样的专业。虽然亚当是个优等生，但他的痛苦情绪逐渐浮现，他暗地里想自杀。他退学了，觉得自己非常失败。

作为一个“救世主”，亚当和他的第一任妻子只见过一次面就结婚了——她需要婚姻来摆脱绝望。第二次结婚时，他选择了一个非常刻薄的人，并花了他一生的大部分时间来保护他的孩子免受母亲火暴脾气的伤害。

多年之后，他才意识到自己的抑郁是“一种疾病，而不是一种弱点”。亚当逐渐在他的过去和现在之间建立了重要的联系，并开始认识到自己的内在价值。

在这段旅程中，你也会慢慢发现，你的价值不仅在于你做了什么，还在于你是谁。

特征3 在遭遇痛苦的情绪时，用不停审视自己或主动关闭情绪（而不是将情绪排解出去）的方式来应对

脆弱让你害怕。你相信，一旦你开始哭就永远不会停下来。因此，你会克服重重困难，让自己远离任何强烈的情绪，保持理性。

帕特里夏曾写信给我说：“我不觉得悲伤，但我也不觉得快乐。如果你问我，我想我都不记得上一次真正感受到快乐是什么时候了。”像帕特里夏一样，你会保持理性和淡漠，不让情绪走向快乐和悲伤的两个极端。

这并不意味着你永远不会生气。事实上，当涉及对事物的掌控时，你会变得非常激动。但总的来说，你不喜欢冲突，所以你会尽可能地退出或避免冲突。

做到这些就需要情感隔离（compartmentalization）——这是一种将情绪或想法从你当前的意识中移开并封存起来的心理行为。你把太多的痛苦都移开和封存起来了，所以当它们试图浮现

出来的时候，你可能都无法识别它。

假设因为你妈妈酗酒，你从小就不得不照顾弟妹，这导致你根本没有童年。现在，在抚养你自己的孩子时，混乱的情绪拉扯着你，因为你为孩子提供了你从未得到的照顾。但你并没有认识到这种混乱的情绪是什么——它是来自你自己童年的痛苦。

你甚至可能否认任何情感上的痛苦。你可能会对自己说："我不介意这些事。"你将所有痛苦的经历和回忆都打包装进盒子里，然后把它们塞到头脑中某个角落里的储物柜中，让它们离你远远的。这些盒子积满了灰尘，而且几乎再也不被打开。简曾经自豪地告诉我："如果我的痛苦太强，我就做一个更大的盒子。"

完美主义研究者戈登·弗莱特（Gordon Flett）、保罗·休伊特（Paul Hewitt）和塞缪尔·米凯尔（Samuel Mikail）指出："当完美主义者被问及感觉如何时，他们通常会描述他们的感受而不是表达他们的情绪。"换句话说，完美主义者能够"谈论"害怕或失望，但"体验"它们、展示真实的情绪则是另一回事。这就是你能在谈论一些创伤或痛苦的事情时保持冷静、不带感情的原因。你描述，但你不表达。

你承认"裁员是相当令人害怕的"，但你"隔离"了实际的恐惧。你听到自己在说："乔的妈妈的去世太出乎意料了，这令人很难过。"你爱你的婆婆，但从没有流出一滴眼泪，至少没有在公开场合流。

最终，这个装满情绪的盒子会被某些东西打开，而从里面跑出来的东西是令人不安和极度震撼的。你不愿分享，或者不知道该如何分享。这会让你感到强烈的孤独和绝望——甚至想要自杀。

斯特凡和萨迪的故事：盒子裂开的时候

斯特凡认为一切都在他的掌控之中。他的事业蒸蒸日上。他的孩子们都表现很好，很有成就。他觉得自己的婚姻很稳固，但这对夫妇已经有好几年没有不带孩子单独出游了。他对此的解释是："目前有更重要的事要做。"一切都在计划之中。他付出了巨大的努力才得到了今天拥有的一切，同时也承受着不断增加的压力。但这是值得的，至少他这么认为。

但后来，斯特凡突然觉得自己无法继续下去了。他发现自己的思绪在以极快的速度转变，比他想象中还要快地从全力以赴转变到不想继续活着。一点儿都不想。他解释说："我坐在花园里，嘴里含着一把枪，决心扣动扳机。我也不知道为什么我没有这样做。我只是没做。表面上看，我拥有一切。但我的内心已死，常常觉得自己像是行尸走肉。唯一阻止我去死的是我的孩子们。"

斯特凡从小受到的教育是——真正的男人从不让任何人看到他流泪。他遵循这条规则的时间太长了，几乎到了僵化的地步。

五年前，在39岁生日之前，萨迪也曾陷入想要自杀的黑暗，而且原因与斯特凡类似。没有人会听到她的抱怨，没有人会知道她的挣扎。

她回忆说：“我当时差点儿就把车开到一辆行驶的大货车前方。阻止我这样做的是司机的脸。我意识到他会认为是他杀了我，而我的痛苦会转嫁给他。我无法对此负责。第二天，我去见了我的医生，有生以来第一次畅所欲言，讲述了我自己的挣扎与煎熬。后来我才了解到这是焦虑症与抑郁症的表现。15年来，我一直与我的医生保持联络，但她从不知道这些。我记得她眼中饱含痛苦地对我说：‘我不知道你这么痛苦。你为什么不说呢？’”

接下来的反思将让你开始认识到感受和表达哪些情绪是你觉得过于困难和吓人的。

反思3：情绪清单

拿起你的笔记本，花一点儿时间来做这个简短的写作练习。稍后你将会用到它，所以请不要跳过这个练习。

深呼吸几次，让自己平静下来，然后写下你觉得最难以感受到的几种情绪。之后，花点儿时间看看你的清单，体会你有什么感觉。如果有感觉浮现出来，就把它们写下来。

特征 4　总是在担心，需要对自己和环境保持控制

理性地说，你只能对你能控制的事情感到负责。但你不相信别人会像你一样对事情小心翼翼，于是你总担心事情会出错。所以，你必须采取措施让事情变得可控以避免这种担心。你落入的陷阱是什么？你亲自照顾年迈的父母——所以你不用担心。你会在慈善马拉松活动上做志愿者——所以你不用担心。你会自愿每天去接孩子——所以你不用担心。

一个循环就这样建立了。担心引发对控制的需要，这带来了更多的责任，进而让你疲惫，最终导致隐藏的愤怒或怨恨。

而对于愤怒或怨恨，你有什么防御措施？——更多的控制。

实际上，一些忧虑的人认为他们的担忧是在保护他们的世界，似乎这与提前考虑或在问题发生前进行预防是一回事。这些心理练习的确会有帮助。但是，担心会让你的大脑不断重复同样的事情，从而让你远离其他情绪的影响。

你是否总在担心？可以试一试下一个反思。

反思 4：“我相信，对……的担心没有错。”

请再一次让自己平静下来，在你的笔记本上写下：“我相信，对____的担心没有错。”想一下你的答案，并填在空白处。要对自己诚实。之后请写下担心的作用，无论这些话看起来是理性的还是非理性的。例如，“我相信担心是负责任的一部分，因为我父亲总是担心”或者“我相信如果我对未来保持担忧，我将能够更好地保护我的孩子”。看看你能写出多少关于担心的陈述。做得不错！

这些反思将汇集成一幅关于你过去和未来的蓝图。

特征 5　高度关注工作，用外部成就来获得自我价值感

成就感是你获得自豪感或自尊心的主要方式。你认为：“我不能把未完成的事情留到明天。那会让我发疯的！”这样的信念再加上你与生俱来的完美主义意味着你很难放松下来。你会怀疑自己的存在是否有价值。你相信你必须为聚会带来美味的小吃才能受到欢迎，或者组织大家参与食物捐赠活动才能受到尊重。你混淆了“想要”和“必须”。你没有停下来问一个问题：“我做这些事是因为我想这样做，还是因为我害怕不做的后果而不得不做？”如果你觉得自己做得不够，你会经历强烈的不安全感。

同样的不安全感也会让你对别人的赞美和褒奖感到怀疑。即使每个人都说你所做的是“完美的”，你也会在其中找出不足。赞美可能会短暂地停留在你的心里和头脑里，但由于没有被相应的内在安全感吸收，它会很快消失。只做到这些对你来说是远远不够的。

反思 5：说“谢谢”

从此刻起，当你开始新的一天，试着这样做：如果今天有人对你说任何赞美的话，除了“谢谢”不要多说一个字。仔细观察，看看会发生什么事。

当你回到家，请在一个安静的房间里写下接受赞美时的感觉，而不是回避或贬低它。这可能比听起来更难，但这是重要的一步。继续努力！

特征 6　关心他人是否幸福，但不允许对方进入自己的内心

关心他人是你觉得有责任去做的事情，并且你的关心是真诚的。同时，这种关心也充当了一面盾牌，将他人的注意力从自己身上转移开。

事实上，你会完全避免让别人看到你的内心和思想。你几乎让每个人对你的接触都非常肤浅。你的朋友们可能会意识到这一

点，也可能不会意识到这一点，或者你的朋友可能是很好的接受者（当你关注他们时，他们会做出反应），但不是很好的给予者（他们不会像你关心他们一样关心你）。你和别人保持距离，不让他们知道任何关于你的私密的事情。这有助于你避免痛苦。毕竟，如果你得到了一个深情温暖的拥抱，或者有人注意到你眼底的黯淡，这可能会打破你一直展现给世人的完美形象。

如果你假装自己没有迫切需要，你在生活中的角色就是给予者而非接受者，那么因没有被注意或被爱产生的孤独就可以被忽略。至少暂时是这样。

反思 6：我的家人和朋友圈子之中有谁真正了解我吗？

现在再次带着你的笔记本进入一个安静的房间。在这次反思中，你要画一组嵌套的圆圈，第一个非常小，第二个稍大，第三个最大。最小的圆在中心。然后在这些圆圈上画点，每个点都代表一位你生活中的重要人物。

位于最小的那个圈上的是与你最亲近的人。在代表他们的圆点上写下他们的名字。请保持绝对的诚实。中间的圈代表与你一般亲密的人，外圈则是最生疏的。要确保你列出的人都是对你有一定影响的人。你在之后将引用这一反思，所以要尽可能全面地列出这些人。

做完这个练习后，记录下你的感受，谈谈区分谁在你的核心圈以及谁不在你的核心圈时的感觉。你也可以写下你想建立的、目前还不存在的任何圈子。

特征 7　忽略自己所受的伤害，极力避免自我同情

多年来，你都在忽视你所受的伤害和感受的痛苦，无论过去的还是现在的。你的理由是："有很多人比我更糟糕。"为什么？因为你在某些时候认识到："如果我专注于自己或自己的需要，我就是'以自我为中心'的；如果我索要我想要的东西，我就是'自私'的。"

那么，如何正确区分"以自我为中心"和"自私"呢？一个"以自我为中心"的人总能找到方法让一切事物都与自己有关。他们可能会说："哦，你妈妈得了癌症，我很难过，那太可怕了。你还能处理我之前交给你的任务吗？"或者说："哇，祝贺你！我很高兴你怀孕了！我花了四年时间和很多钱来治疗不孕症。我永远不会知道自然怀孕是什么感觉。"你会这样说吗？我很怀疑。

"自私"是经常把自己的需要放在别人的需要之前。一个自私的人很少为自己之外的其他人着想。这样的人几乎没有同情心。自私者的思想和行动完全被他们的欲望所支配。这样的描述像你吗？你可能觉得自己就是这样。但理性地看呢？完全不是。

你需要两种技能来对抗以自我为中心和自私自利的感觉，即自我觉察和自我同情。自我觉察是时刻关注你自己的需要或愿

望，并把它们放在重要的位置上。它们可能并不总是你的首要考虑因素，但它们在你的待办清单上，而且你重视它们。做到自我觉察意味着做到了良好的自我关怀。

自我同情是指承认并接受你所经历的任何痛苦或创伤，并认识到它对你生活的影响，而不是沉浸在责备或痛苦中。自我同情并不等同于为自己感到难过。没有什么比这种说法更离谱的了。在你的治愈之路上，以这本书为指导，你将了解自我同情如何产生作用——认识到感到受伤并不是你的错，任何人只要经历过你所遭受的创伤都会受伤或痛苦。这不是成为受害者，这不是怨天尤人，这是对你经历的承认。

男人们尤其被教导，“对自己温柔是没有男子气概的”。男人和女人都从自己的家庭中学到了类似的道理——“不要为洒出来的牛奶哭泣。”“自己铺床自己睡。”“没人喜欢发牢骚的人。”

我们谈论的并不是抱怨。

莱丽的故事：寻找自我同情

莱丽七岁时，她所敬爱的母亲死于乳腺癌。莱丽的父亲对她的生活进行了粗暴干涉，扔掉了她母亲的所有照片，不让莱丽谈论她。虽然他没有使用暴力，也没有酗酒，但他的悲伤在逐渐失控，他会拿莱丽出气。他会批评道：“照你现在的样子，能在沃尔玛找到一份售货员的工作就很幸运了。”他会嘲讽她在篮球比赛中的表现：“我还以为你是啦啦队呢。”他大部分时间都远离她，只为她提供基本的生活需要。

莱丽变得对言语攻击特别麻木，不允许任何人接近她的内心世界。她变得讨厌脆弱。尽管如此，人们还是会被她吸引。她个子高挑、聪明幽默，嫁给了一个非常冷静的男人，上了医学院，成了一名肿瘤专家，并育有几个孩子。她曾在怀孕后期流产，但她的反应是什么呢？“第二天早上，我就回到办公室坐诊了。”她毫不在乎地说道。

不知从何时起，她开始把怒气发泄在丈夫身上，经常批评他的错误，或者仅仅因为他总是让她做主而生气。讽刺的是，她发现父亲曾经的行为也出现在了她的身上，但她很难控制自己。

在读到关于完美隐藏的抑郁的文章之前，莱丽说：“我知道我没有严重的抑郁症。我最大的感受是一种麻木的孤独。我越是把事情做好，就越觉得不能失败。”但从她了解完美隐藏的抑郁之后，她说：“不会错的，我就是这种人。”

莱丽从来没有因母亲的去世和父亲的刻薄而表现出悲伤，但这是一种她掩饰了多年的痛苦。她的父亲最终被诊断出患有抑郁症，而她慢慢地对他们父女两人共同经历的事情产生了同情。一天晚上，她与丈夫分享了这一切，她和丈夫的关系开始出现转机。

莱丽明白了承认过去的创伤并不是抱怨，也不是责备。自我同情包括承认——了解真实发生的事情以及它造成的影响。那个时候你很脆弱。由于那时发生的事，现在的你也很脆弱。你可以学着接受并开始处理这些脆弱。

特征 8　伴有其他心理疾病，如进食障碍、焦虑症、强迫症或成瘾问题

保持控制会给人带来羞耻感或恐惧，这些情绪会在很多方面影响人们，特别是过去有创伤的人。对一些人来说，它可能会发展成实际的心理障碍，进食障碍、惊恐、焦虑、强迫症，甚至药物或酒精成瘾。因此，我们发现这些心理障碍经常与隐性抑郁同时发生。

我们将在第九章更多地讨论这些与隐性抑郁共同出现的心理障碍。在这趟旅程的开始阶段，重要的一点是要意识到这些心理障碍是否存在于你的生活中。由于你很擅长隐藏自己的挣扎，所以当你可能存在以上心理问题时，你会竭力避免给自己贴上“隐性抑郁”的标签。如果存在严重的未处理的问题，你未来的旅途可能会变得更加艰难。在旅途中，你可能需要额外的时间来解决

这些问题。然而总的来说，这本书中的治疗工作对所有人都是有帮助的，因为它涉及基本的承认和接受——这是给自己的最好礼物。

让我们看看杰西放弃多年来隐藏的东西有多难。

杰西的故事：完全否认

杰西从小就相信她心爱的妈妈是高高在上的。因此，当妈妈说她不应该穿超过S码的衣服时，这便成了她的口头禅。当她被一个叔叔性骚扰时，她妈妈说："他不是故意的。我相信他一定觉得很抱歉。"当她为了躲避继父的怒火而藏在房间里，一件可爱的衣服就在隔天神奇地出现了，这似乎是为了奖励她的隐藏和沉默。当她为没有进入啦啦队哭泣时，她被妈妈告知这个家里不欢迎眼泪。

杰西因此再未哭过，她很少吃东西，沉默寡言、极度消瘦，并且将自己隐藏得很好。杰西认识到保持克制是她的责任。"越瘦越好。"她微笑着提醒我。

她嫁给了对的人。她在社区做志愿者，她在公司的工作中受到同事的一致认可，她在家庭中让孩子们的生活变得有趣而充实。但渐渐地，她开始寻求治疗焦虑的方法——她对此非常担心——并且被医生开了镇静剂。

杰西否认自己患有厌食症，但承认自己开始脱发。她笑着说："要让护发素看起来效果好更难了。"而且她使用越来越多的药物来帮助自己平静下来。她读了关于完美隐藏的抑郁的文章，她很好奇，并被这样的想法吸引：竟然真的有人可以隐藏得如此完美，甚至没有人可以看到。

"我曾经躲在房间里，假装我是隐形的，"杰西倾诉道，"但你的观点是，没有人必须一直隐形。"

然而，当她开始承认隐藏在她那消瘦外表下的愤怒时，她退出了治疗。杰西走了，选择继续隐藏下去。

杰西积极否认她的厌食症、她的被虐待经历，以及她强烈的控制欲。面对自己的否认需要极大的勇气。你现在就在这条路上。鼓足勇气去开始面对自己有时在情感上是痛苦的，请为此称赞自己。在过程中，你可能需要竭尽全力，才能阻止自己回到曾经的状态中。

特征 9　过度感恩曾经发生的好事，并将其当作幸福的基础

生活中的好事是我们真正的福气。心存感激是健康的。这就是我所说的知足常乐、"将杯子视为半满的而不是半空的"。它是积极的、乐观的。

然而，对好事的过度感恩，可能会使你没有机会认识到福气的底面。我说的“底面”是什么意思？我指的是表面上可能不明显，但仍然存在的东西。想想你在路上看到的一块石头。你从未见过石头的底面，但它却存在，它和你看到的那部分同样真实。

这里有另一个例子。比方说，你很富有。你可能有很强烈的不安全感，比如担心别人觊觎你的财产。这种不安全感是财富的底面。

所有的福气都有一个底面，但你不屑于承认这一点。再加上你倾向于认为自己的问题是不重要或愚蠢的，你可能会陷入盲目的乐观。接下来，当你遭遇感觉不那么乐观的时刻，比如想要远走高飞，离开这个充满压力的地方（尽管这也是你的“完美生活”）时，你会轻易陷入混杂的沉重内疚感和羞耻感。你的内心拷问着自己：你怎么能考虑离开呢？你为何如此忘恩负义？

这段旅程将改变这些信念。任何事情都有好与坏两个方面。你会为你的癌症好转而欣喜，也会因化疗对你的影响而悲伤；你会为你的四个孩子在学校表现良好而感到高兴，也会承认辅导他们的家庭作业耗费了自己大量时间；你会为自己找到一份新工作而高兴，也会怀念旧工作的一些福利。

你要学习如何在悲伤的同时心怀感激。一个杯子既可以看作是半满的，也可以看作是半空的。对你来说，重要的是要学会把握好这两种心态。

反思 7：好事的另一面

在让你平静的空间里，写下你生命中的好事。你可以选择有形的东西，也可以选择无形的东西，任何让你觉得幸运的事都可以。请尽量说得具体一点儿，并写出它为什么对你是一件好事。例如，“和简成为朋友是一件幸事，因为她很有趣，让我很开心”。

在你写下你认为的好事之后，回头问问自己，这件好事的缺点是什么？参考前面的例子，它可能是“有时候我不知道是否可以和简分享一些更严肃的事情”。这不是在怪罪简，而只是意味着每一件好事都有对应的底面。有得必有失。

最后想一想，写下这种反思在情感上给你带来了什么？它挑战了你的哪些信念？做这件事是否让你觉得不舒服，为什么？这比看起来更难做到，尤其是当隐性抑郁根深蒂固的时候。如果这很难做到，也没关系。挑战长期存在的信念是非常困难的。你在努力变好，这才是最重要的。

特征 10 在事业上获得成功，但在人际关系中会遇到情绪亲密方面的困难

你对自己的事业很满意。无论是在组织公司还是在领导家长

教师联合会方面，你都是非常成功的。大家都知道你是个领导者。你强迫自己做到最好。你在这些需要管理、计划和秩序的项目中不断成长。

健康的亲密关系通常需要灵活性、开放性和自发性。与他人真正建立连接需要你展示出脆弱性。但你总是谨慎地展示自己，控制他人了解你的程度——这正是阻碍亲密关系的关键。

隐藏可能变得相当复杂。劳伦告诉我："我有两组截然不同的朋友。在一组中，我是那个'派对女郎'，经常夜不归宿地喝酒、肆无忌惮地骂人，因为他们都这样。在另一组中，我是都市白领。我们聚在一起喝咖啡或者红酒，谈论工作和女性话题。这两组人彼此都不认识。没有人知道我的另一面。"对劳伦来说，她并没有真正亲密的关系。她为了与一组人在一起而隐藏了另一半自己。她害怕被拒绝。因为她不能接受自己的全部。她过着一种没有人真正了解她的生活。她非常孤独，尽管周围都是"朋友"。

安妮的故事说明了这一点。

安妮的故事：学习脆弱的价值

多年来，安妮一直患有暴食症。障碍的起因是她十几岁时，一位芭蕾舞教练对她日益成长的身体进行了残酷的批评。她在这段时期开始呕吐。她为此接受了治疗，并且取得了良好的效果。

安妮曾经认真地和一个叫卡洛斯的男人约会，然后突然和他分手了。“我不知道为什么，”她说，“他在很多方面都很完美，但我感觉很无趣。”他们之间的关系非常肤浅，因为她没有告诉他任何有关她的真实情况。她只是透露了她想让他知道的部分。安妮已经把自己隐藏起来了。她凭直觉知道这有问题，但不知道是什么问题。所以她结束了这段关系。

她在我这里接受隐性抑郁治疗后没多久，就在一次聚会上见到了卡洛斯，并主动接近了他。她想再给自己以及他俩的关系一次机会。卡洛斯也很勇敢，尽管他因分手深受伤害，但还是冒险再次进入她的生活。这一次，她告诉卡洛斯自己在食物、自尊和其他许多她一直不愿告诉别人的事情上的挣扎。突然间，安妮觉得这段关系一点儿都不无聊了。我最后一次同安妮接触时，得知他们已经在谈论订婚的事。

安妮也不再暴食了。

反思 8：我对“隐性抑郁”的反思

恭喜！你已经读完第一章了！这次的反思是一个开放式的写作练习，主题很简单：当你第一次看到“完美隐藏的抑郁”这个名称时，你有什么反应？

> 也许你第一次读到这个词就是在你看到这本书的时候。我想让你们探讨一下这个词对你们的影响：它让你难过吗？它让你觉得解脱吗？你害怕别人发现你的真实情况吗？请自由地书写你的心路历程。

也许这个故事会让你开心。在多年前的一次家庭旅行中，我们在科罗拉多州的一条高速公路上行驶。我清楚地记得自己在后座被挤在两个兄弟中间。我们看到了一家叫“皮特家”的餐馆的招牌。每隔十公里左右，路边就会出现一块提示牌，提醒人们“皮特家”就在不远处。沿着这条路走了几公里，最后一块路标出现了：“你终于做到了。你刚刚经过了‘皮特家’。”我记得当时我爸爸开心地笑了。

现在，你终于做到了，你刚刚读完了第一章。没有回头路了。你没有屈服于那些阻止你成长的耳语：“不。继续走你正在走的路。不要想去改变。你现在这样很好。”你已经开始探索你隐藏在微笑下的东西，开启了表达内心感受和挑战僵化信念的旅程。下一章我们将关注健康的应对方式，以及抑郁症和隐性抑郁的区别，希望能增加你对隐性抑郁的理解。

第二章

认识与理解：隐性抑郁不可怕

> 因此，这座“力量之塔”，这块“直布罗陀之岩”在1993年7月20日星期二结束了自己的生命……
>
> ——西德尼·布拉特（Sydney Blatt）对文斯·福斯特（Vince Foster）自杀的评论

我相信有很多次，当你知道自己一点儿都不好的时候，你却听到自己在说：“我很好，谢谢。”当我开始写关于隐性抑郁的文章时，许多人给我发邮件，表达他们对隐性抑郁定义的感受。他们感到宽慰、感激，甚至还有震惊。有的人表示：“我简直不敢相信，你所描述的就是我。好像你就在我的大脑里。”

我当然不是第一个说抑郁症在人与人之间表现不一样的人。上面提及的西德尼·布拉特是第一批收集关于完美主义以及它与抑郁症和自杀关系的研究的人之一。他指出，某些类型的抑郁症应该通过一个人的生活经历来鉴别，而不是他们的症状是否符合官方的诊断标准。“完美隐藏的抑郁”这个说法反映了同样的想法：抑郁症并不一定完全符合标准。

当然，并不是所有的评论或邮件都是支持我的。事实上，有些人相当挑剔：“人们已经有真正的抑郁症要对付了，这还不够糟糕吗？现在你又要把标准降低？”还有：“我觉得你在试图说服很多人，让他们认为，在本就痛苦的生活中努力做到最好是不对的。我把这叫作勇气和力量，而不是一种心理问题！”还有这个：“你好像是在描述一个有同理心的人，一个优秀的决策者和领导者——可你说这不是一种健康的生活方式。我讨厌你。”

我最不想做的事就是对抑郁症的痛苦打折扣、将内心的坚韧和力量病态化，或者对一个关心他人、无私奉献的人吹毛求疵。然而，近期国际国内自杀率的上升，极大地刺激了我对隐性抑郁的关注。让·特温格（Jean Twenge）是一位著名的研究者和社会学家，她研究了从第二次世界大战到婴儿潮再到“i世代”（她自己的术语）的每一代人的行为。她指出，抑郁症的患病率和自杀率在青少年中急剧上升。“随着青少年面对面相处的时间减少，他们也变得不太可能互相伤害。”在这样的背景下，青少年自杀率在2008年之后开始上升，2015年的青少年自杀率比2007年上升了46%。

美国国家卫生统计中心（The National Center for Health Statistics）也发出了类似的警告：如今美国的总体自杀率达到1986年以来的最高值，从1999年到2014年该数值上升了24%，其中45～64

岁的中年人自杀率上升最为明显。但每一代人的数据（除了老年人）都在大幅上升。

为了遏制这一趋势，所有潜在的抑郁症表现都必须受到考虑。因为隐性抑郁可以把自身伪装成“健康的应对方式”，让我们来讨论一下真正健康的应对方式、典型抑郁症和隐性抑郁之间的区别。

有效的应对方式

无论是生来就有的天赋，还是后天习得的能力，我们每个人都会收获各种技能，并将它们放在自己的心理工具箱中，以便在需要时使用。举个例子，你也许很擅长规划工作，能在工作开始时就做好计划，并按部就班地执行；你也可能会等到最后期限临近才开始行动，因为你在时间紧迫的时候最有效率。没有哪种方式比其他方式更“好”。两者都可以被视为你的技能。

这些技能是我们应对压力的有力工具，也成了我们的工作和生活方式。例如，当家庭成员不幸逝世时，一些人会立即关注需要做什么来善后，一些人则更愿意立刻表达他们的悲伤，还有一些人会否认现实，甚至看起来很生气。最后这类人的表现说明他们的心理工具箱里可能并没有处理悲伤的建设性技能。心理工具箱里的技能可以帮助我们合理应对生活中的欢乐和悲伤，这些技能会随着时间的积淀和持续的练习不断丰富、发展。但不可避免地，我们仍会缺少某些技能。

健康的应对方式是使用具有建设性的技能来处理我们遇到的任何事情，无论是快乐的事还是痛苦的事。愤怒管理是一种技能；自我安慰、使自己平静下来是一种技能；合理地处理信息也是一种技能。

当你感到失落、失望、恐惧、愤怒、悲伤、震惊时，健康的应对方式能够帮助你渡过难关。虽然你可能认为你就是做不到、想要逃离，觉得问题很严重，思绪一团乱麻，但最终你总会用自己的方式渡过难关。无论是通过你的精神信仰，通过你的支持网络，还是通过自身的情绪调节，你总会渡过难关。

健康的应对方式包括情感隔离。正如第一章提到的，情感隔离指的是一种将情绪或想法从你当前的意识中移开并封存起来的心理行为，因为此时你需要把注意力放在更为紧急的事情上。但是在你感觉安全的时候，在你有精力的时候，在你独自一人的时候，或者只是在你有时间的时候，那些或好或坏的情绪就会跑出来。你知道它们是如何影响你的。如果它们让你痛苦，你就冒着受伤、悲伤或绝望的风险静静地坐着疗伤。这就是用健康的方式应对强烈的情绪。

我们如何学会情感隔离？情绪健康的父母会安慰他们的孩子，让孩子知道悲伤或糟糕的感觉是可以忍受的。这些父母也以同样的方式抚慰自己。我们通过这些父母的示范（以及其他成年人的示范）了解到，情绪不是一定会控制我们的生活，我们可以在合适的时间和地点表达它们。情绪健康的父母也会教导他们的孩子感受痛苦，并一点点地克服它。

非洲有一句谚语："风吹不倒弯树。"把情感暂存到情感储藏室内一段时间，等合适时再重新拿出来，这种做法本质上就是一种"弯曲"，也是向情感屈服。此刻，你基本已经认识到，如果你过于僵硬，便无法在风暴中幸存。

如果你的应对技能是健康的，你就可以"弯曲"。你可以向情感屈服，可以表达自己的脆弱，可以感受到所有的情绪。而你的"树"不会折断。

但如果你与自己的隐性抑郁正面抗争，就像在风中不肯弯曲的树，那么你的逻辑就落后了。因为没人给你示范如何进行健康的情感隔离，所以你认为如果自己"弯曲"了，或者承认了自己的脆弱或承认受到伤害，你就会失败，会崩溃。现在让我们开始挑战这种想法。下一个反思将揭示你的情感储藏室里有什么在等着你。我们正在非常缓慢地处理这个问题。但是，我再次提醒你，请按照自己的节奏前进。如果你还没有准备好进行这种反思，请先返回。

反思 9：盘点我的情感储藏室

花些时间深呼吸，让自己平静下来。闭上眼睛，在你的脑海中创造一个真实的平静场景。你看到了什么，闻到了什么？然后让自己沉浸在安静的环境，放松下来。

现在想象你自己站在一个储藏室前，里面装满了你从未在情感上深入过的经历。只要看看衣架上、桌子上和柜子里都有什么就行了。写下你认出来的经历。这些经历可能会给你带来情绪上的冲击。别着急，慢慢来。如果太难了，不用担心。如果你什么也想不起来，也没关系。我们将在后面的章节中回到这一反思。记住，这需要练习。

你可以用1到10的数字来给你的经历评分，评估这种经历以及当时的情感重新回忆起来的难度。例如，如果你曾在大学里受到性侵害，而那段经历被完全隐藏在你的储藏室里，它可能是9分或10分。其他的经历可能没有这么极端，但仍然很重要。例如，如果你有学习障碍，学习对你来说非常困难，或者你的继父或继母从来没有关注过你，这些长期的痛苦经历的评分可能很高。

当然，即使拥有健康的应对技能，你仍然可能经历隐性抑郁。隐性抑郁的程度有轻有重，即使它存在，也不意味着你没有内在的优秀健康品质。

反思 10：承认我的优点

请花点儿时间坐下来，找出你已经拥有的优点。承认那些能帮助你学习和实践本书提到的新思想和新行为的优点。哪些在过去帮助过你，哪些对你的技能有积极的影响？是耐心、坚持、幽默还是好奇心？

你可能想回顾一下在反思 1 中写下的座右铭，提醒自己什么会给你带来希望和鼓励。你做得很好！

正确的认知：三种常见的误解

在我们进一步讨论之前，有一点很重要，那就是澄清三个关于隐性抑郁的潜在误解，这样你就可以更自信地向前走，发现你展现给别人的完美人格背后的秘密。希望本节的三条说明能帮助你更好地定义什么是隐性抑郁，以及在这个过程中你不应该期望自己做什么。

说明 1　完美隐藏的抑郁不是公认的诊断或心理障碍

让我再次强调：完美隐藏的抑郁并不是一种诊断，也不是一类心理障碍。这是我创造的一个术语，用来描述一种可以掩盖真正的抑郁症的综合征。这一术语在任何精神病学或心理学教科书中都找不到。然而，许多人问过：“对于完美隐藏的抑郁，我到哪里去寻求帮助呢？”“如果我告诉医生我有完美隐藏的抑郁，他们会治疗我吗？”答案很可能是否定的——这不是因为医生不了解抑郁症的复杂性，而是因为有完美隐藏的抑郁的人可能无法提供医生所熟悉或预期的典型抑郁症患者的回答。他们可能会注意到你的完美主义，但除非你向他们充分解释，“我不是我看起来的那样”，否则你的抑郁很容易被忽略。

下面有一个近乎悲剧的例子。

萨姆的故事：不问正确的问题

萨姆决定去寻求医生的帮助，用他的话说：“我已经离悬崖太近了。那个医生是个相当冷漠的人。他给了我一份抑郁症量表，而不是和我交谈。我填了那个量表。量表问我是否感到绝望，我不想承认，所以我选择了没有。对于像我这样的人来说，问题应该是：‘如果你感到绝望，你会告诉别人吗？’答案仍然是否定的。但我们本来可以可以谈谈‘完美隐藏的抑郁’。他以为我会对他完全敞开心扉。”

“第二个星期，我尝试自杀。令人惊讶的是，后来在医院负责我的还是那位医生。他对我说：‘你隐藏了你的感受。’他的语气暗示我应该责怪自己没有说实话。

我的回答是：‘你没有问对问题。’”

指责心理健康行业被业内标准约束没有任何好处。如果你不告诉医生或治疗师你到底出了什么问题，他们又怎么知道呢？

按照传统的标准，要被诊断为临床抑郁症，至少要满足以下两个主要标准之一（加上一些其他标准）：

1. 一天中的大部分时间都心境抑郁，并持续几天；

2. 快感缺失，或对以前感到愉快的活动提不起兴趣（我们将在下一节更详细地描述这一点）。

如果你不符合以上标准，你很有可能会被漏诊。你可能听过一句老话：“如果它长得像鸭子，游起来像鸭子，叫起来也像鸭子，那么它很可能就是鸭子。”如果你去找当地的医生或治疗师，他们不太可能把你诊断为抑郁症。毕竟你“看起来、游起来或叫起来”都不像一个患有抑郁症的人，你不符合诊断标准。相反，他们会告诉你“你需要放慢速度”“你看起来并不抑郁”“你很焦虑，吃下这片药有助于睡眠”。

一些临床医生会明白你的感受。他们会跳出固有的思维模式，关注你始终挂在脸上的微笑，感受你每天承受的巨大压力，观察并等待你更正常的情绪表达，而这种表达很少出现在那些有隐性抑郁的人身上。他们会注意到。他们会问正确的问题。

说明 2　在自己身上看到完美隐藏的抑郁并不总是那么容易

作为儿童，我们出生在一个国家、一个地区、一种文化和一个家庭中。这些因素塑造了我们父母的人生观，从而也塑造了我们自己的人生观。孩子们感受到的爱有好有坏。幸运的孩子会生活在父母双方都情绪稳定、成熟和乐于付出的家庭中。但你可能没这么幸运。

无论处境如何，所有的孩子都会尽他们所能在情感世界中躲避威胁，生存下来。或许这听起来很有戏剧性。尽管在最可怕的家庭或环境中，身体健康方面的威胁可能确实存在，但这里指的并不是身体健康上的威胁，而是情感上的威胁。根据所面对的环境，你想出了一种应对策略。在同一个家庭长大的兄弟姐妹会以不同的方式来应对，有的人可能会反抗，有的人可能会试图成为家里的“开心果”，有的人可能会努力解决问题，还有的人可能会变得隐形。

你并没有意识到其实自己的所作所为也是一种策略。它只适合你。人们可能会说“哦，那是杰森，他没问题”或者“你可以永远指望盖尔”。这些外在的行为表象背后其实是一种无意识的策略，它很可能会极大地影响你现在的生活方式。

所以，对很多人来说，在自己身上发现隐性抑郁可能很难。

即使有人（比如你的伴侣）指出，你在朋友去世的时候没有哭，或者你对孩子们在学校的表现越来越焦虑，又或者你最近总是很忙，但这些你都不会理解。你再次说道：“我很好，真的，一切都好。”

许多认为自己有隐性抑郁的人告诉我，他们会经常在网上搜索有关抑郁症的信息。他们的直觉告诉自己有什么东西不对劲，但他们说不清是什么，甚至为此陷入困惑。他们说：“我没有从关于抑郁症的描述中看到自己。我非常有活力，我的思路很清晰，我喜欢和孩子们共度时光。”因此，他们打消了自己身患抑郁症的念头，并因自己的怀疑感到更加羞愧。同样，问题出在抑郁症诊断必须符合临床标准。

菲奥娜的故事提醒我们，意识到自己患有隐性抑郁比你想象的要困难得多，等意识到时为时已晚。

菲奥娜的故事：如果我表现出色，我才会被爱

从我们访谈的第一分钟起，菲奥娜就表现出了她的幽默感。她开玩笑说：“你知道什么是‘holler’[1]吗？我就在西弗吉尼亚州的一个这样的地方长大。”

菲奥娜的家庭生活充满了混乱。她的父亲酗酒，母

1 指美国阿巴拉契亚山脉附近的山谷地带，往往人烟稀少。

亲吸毒。菲奥娜的母亲甚至利用她躲避毒检。唯一关心菲奥娜的人是她的外祖父。但她在学校表现得很好，她解释说："这是让人们关注我的唯一方式。"菲奥娜还像一位真正的母亲一样照顾她的小妹妹，直到现在她还会对妹妹说："别担心，我一直都在你身边。"虽然后来她的母亲戒了毒，但创伤已经很难弥补了。

高中时，菲奥娜是一名出色的垒球运动员，但在家庭中没有人认可她的成就。她获得了大学的全额奖学金，并在 18 岁时结婚。她离开家的时候，无法被爱的无力感紧紧包围着她。她吃不下饭，睡不好觉。她曾在谷歌上多次搜索"抑郁症的表现"，但发现自己并不符合快感缺失等必要的诊断标准。与那些标准相反，她很忙，高度尽责、动力十足。

她的第一位治疗师对她说："你并没有抑郁症。"听到这样的话，菲奥娜感到没有人能理解她，她崩溃了，想要自杀。她丈夫回家时发现她手里拿着一把刀。

菲奥娜现在已经找到了另一位治疗师，他们正在为康复共同努力。她说："我感觉自我同情有时毫无意义，因为我什么都没完成。我和很多人的关系都是单向的。在向他人讲述自己的感受时，我会感觉不舒服。"

和菲奥娜一样，你正在有意识地观察自己长期采取的策略和信念，你正在允许压抑已久的感情重新浮现。这并不容易。请对自己付出的努力给予肯定。

反思 11：我的生存策略是什么？

到一个让你平静的地方，深呼吸一下。开始回想你的童年，想想你在家庭中扮演了一个怎样的角色（就像电视剧中的角色那样）。如果这对你来说很难，想想你最喜欢的电视节目或小说，不同的人物在其中扮演了什么样的角色？他们在人物关系中起到什么作用？然后再回到你的童年。你是那个活跃气氛的人还是解决问题的人？你被认为是聪明伶俐的，还是谨小慎微、怕惹麻烦的？你的角色是什么？这个角色对你或其他人起什么作用？它让你远离麻烦了吗？它会让你从混乱不堪的环境中抽离出来吗？

写下你童年时的角色。然后问自己：我仍然在扮演那个角色吗？如果我转变角色或者停止扮演那个角色，会发生什么？扮演那个角色曾经是你的生存策略（或许现在仍然是）。在你回忆过去的过程中，你可以自由地写下任何想法。如果你觉得这很难，问问你的家人，他们对你的印象是什么。

说明 3　完美隐藏的抑郁并不能代表你的全部

你可能有很多健康的应对方式。但如果你是一个隐性抑郁患者，你曾经使用的一些应对方式或解决方法可能会成为一个问题。然而，正如俗话所说，“你不会想把孩子和洗澡水一起倒掉”。回想发生在自己身上的好事并心存感激，这是有益的。为一个目标努力工作或努力做到最好，这绝不是病态的。提前思考，预测可能存在的问题或危险（这是担忧的近亲），这绝对是解决问题的好方法。

正如我之前强调的，隐性抑郁的特征在适度的情况下是有益的。但是当它们开始控制你生活的每一个方面时，它们就会成为巨大的问题。当基于完美主义的批评声音无时无刻不回荡在你耳边时，它们就会变得具有毁灭性。当强迫性的担忧迫使你为了控制一切而狂热地工作时，这种担忧在任何情况下都不再具有建设性。你内心的某个地方对正在发生在你身上的事情有一种出于本能的理解——那些曾经帮你渡过难关的行为和信念，现在已经越过了正常的边界。你会开始偷偷地感到孤独，与身边的人缺乏真正的联系，这是令你无法忍受的。

反思 12：隐性抑郁的十个特征中，哪一项最难改变？

为了对某件事物放手，你必须清楚它对你的价值几何。放弃或改变它是损失大于收益，还是收益大于损失？在这一反思中，回顾第一章所列的隐性抑郁的十个特征。然后对它们从 1 到 10 打分，其中 10 是你最难改变的，或者是你最依赖的。然后把它们按顺序排列在你的笔记本里。

如果你准备好了，你也可以写下它们是如何保护你的，以及如果以任何实质性的方式改变它们，你担心会有什么后果。你还可以思考哪些特征是你最看重的，哪些是你选择适度保留的。

额外的练习：如果你能完成上面的任务，请参考反思 11，回想你曾经扮演过，也许现在仍在扮演着的那个角色。曾经的和现在的角色有什么关联？请花些时间来思考并记录下你的想法。

两种类型：典型抑郁与隐性抑郁

安德鲁·所罗门（Andrew Solomon）在著作《正午之魔：抑郁是你我共有的秘密》（*The Noonday Demon: An Atlas of Depression*）中试图解释临床抑郁症，或者说“典型”抑郁症的核心：“抑郁的反面不是快乐，而是活力……”患上抑郁症后，你可能会完全丧失基本的生活能力。对于重度抑郁症患者来说，刷牙甚至也会成为一项艰巨的任务。

临床抑郁症的特征是持续性的恶劣心境，它是一个范围，从中度到重度不等。中度抑郁症的诊断条件是成年人的心境紊乱持续至少两年，儿童持续至少一年。重度抑郁症的诊断条件是症状持续两周，并且对患者造成了严重损害。

根据美国精神病学协会编写的《精神障碍诊断与统计手册（第5版）》（*The Diagnostic and Statistical Manual of Mental Disorders*，5th Edition；以下简称DSM-5），临床抑郁症的诊断必须包括下面主要标准中的至少一项：

- 几乎每天大部分时间都心境抑郁。
- 快感缺失，或对以前喜欢的活动提不起兴趣。

以及以下附加标准中的至少四项：

- 思考或注意力集中的能力减退或犹豫不决。
- 精神运动性迟滞（思维的缓慢以及行为的迟缓）。
- 目标感缺失。
- 睡眠和食欲障碍。
- 绝望或无助感。
- 低自尊和无价值感。

- 疲劳、烦躁或易怒。
- 自我伤害的想法。

当你被临床诊断为抑郁症时，你不再觉得你是“你”了。那些爱你的人也会意识到你有什么不对劲，你不再是平常的自己。他们会担心你，会询问：“你还好吗？怎么了？”

当我看着患者从典型抑郁症中走出来时，我感觉自己好像在认识一个全新的人，而不是最初走进诊室的那个人。那些痊愈后的患者的眼睛里闪烁着光芒，他们的笑容常挂在脸上，他们为自己的笑话而发笑。他们会注意到房间里之前从未注意到的东西，因为他们不再为自己内心的混乱所困扰。这就像一个人从黑暗的洞穴中走出来，逐渐适应了光明。

当你经历隐性抑郁时，你所爱的人可能很难发现你的挣扎和痛苦。带着隐性抑郁生活是一段非常孤独的旅程。既然你是隐藏抑郁的专家，就不太可能有人会问：“嘿，你还好吗？你看起来不像你自己。”这种关心的提问不会出现，除非你想让他们这么做。除非你已经准备好谈论你到底是谁。

只有当隐性抑郁患者开始认识自己的痛苦并努力治愈它时，他们的抑郁情况才可能被发现。当你着手做一项非常困难的工作——学习如何表达非常真切和痛苦的情绪时，或者当你允许别人进入你的真实世界时，你才会改变。

当我看到一个人从隐性抑郁中走出来时，我同样觉得自己好像在认识一个全新的人，但方式与认识临床抑郁症患者截然不同。我听到长期被压抑的感情现在被表达出来；我看到解脱的泪水正在涌出；我听到愤怒终于得到了重视；我看到他们的奇妙变化——更自由地表达自我以及更深刻地自我同情。这将是你的旅程。

在托尼的故事中，你可以看到这项重要的工作如何改变你的生活。

托尼的故事：羞耻

托尼出生在弗吉尼亚州的一个富裕家庭。他是橄榄球队的四分卫，返校节球赛上的“国王”，学校里的明星人物。他很讨厌母亲逼他拉小提琴。但就像他接触到的一切一样，他要求自己必须出类拔萃，并最终举办了一场高级独奏会。他回忆道：“我母亲会告诉她的所有朋友，我对每件事都很擅长，所以我是一个好儿子。我无法让她不这样做。”

在争夺联赛冠军的最后几秒钟，他投出了一个他认为时机很好的传球。但接球手没有接到他的球。他爸爸后来说的唯一一句话是什么呢？“我们回家吧。”没有提供任何安慰。

托尼的成年生活完全被他人的期望支配。他开始暗自生气，因为他总是做“正确的事情”。可悲的是，他并没有认识到这种生活方式其实是他为自己创造的牢笼。他表现出了他的愤怒，于是开始变得离经叛道，并有了外遇。

托尼的所作所为被妻子发现后，他十分后悔并变得有自杀倾向，随后被送进了医院。在医院他开始接受治疗，他身处的完美主义牢笼变得越来越明显。在治疗中，如果疗程超时了，他就会马上站起来离开。有一次，医生向他介绍了一种治疗焦虑和创伤的替代方法。他拒绝了，说他不知道自己是否能做对。

托尼和他的孩子们相处得很好，他随和的性格让他很受欢迎。但他因自己犯的错误感到无以言表的羞愧。有一天，他坦露了自己的想法：前些天我看到了一张自己四岁时的照片。我强烈地希望照片中的孩子永远不要长大，这样他就能永远觉得自己是成功的。我想对他说：伙计，长大后的你会犯一个很大的错误。所以，就停在四岁吧。

托尼开始放下他内心强烈的自我指责。他开始直面一直试图躲避的情绪。他认识到自己的存在很重要。他慢慢地学会了使用表达感情的词语，了解了它们对表达感情的重要性。现在，他在接受治疗时不再总是看时间，而是允许治疗过程更自然地结束。

治疗两类抑郁症的区别

对于典型的抑郁症，治疗的一个主要目标是让患者重新与外部世界联系起来——这是为了让他们重新与家人、朋友联系起来，重新与他们的生活目标联系起来；为了阻止他们自我的不断萎缩和后退；也为了减轻他们因憎恨自己和生活而感到的痛苦。

我们要强调的是，许多典型抑郁症患者和那些隐性抑郁患者一样，努力“隐藏”他们的问题、维持他们的生活、承担他们的责任。他们一边工作，一边照顾孩子，同时每天还在奋力前行。他们努力寻找合适的药物、维持工作、寻找有帮助的治疗师，或者找时间锻炼。这是一场持续而艰难的战斗。许多患有典型抑郁症的人对这场斗争的艰难程度保持沉默。

对于隐性抑郁，治疗的总体目标是让患者与他们的内心世界（由僵化的信念和隐藏的情绪构建起来的内心世界）建立联系。首先，你必须识别出自己身上是否存在隐性抑郁的特征。其次，你必须致力于改变。这听起来很简单，但事实并非如此。对改变的恐惧是压倒性的，你将不得不一次又一次地重新评估你的目标。

如果典型的抑郁是缺乏活力，那么隐性抑郁则是缺乏自我接纳。自我接纳是隐性抑郁的解药，你要学会并练习与自己的各个方面共情，从你公认的能力和强项到你的不安全感与弱点，从你的骄傲和成就到你的失败与后悔。

那么，是什么阻碍了你自我接纳呢？一个主要因素是，你需要让别人相信，没有什么能让你动摇，没有什么能让你跌倒，你是一个坚不可摧的人。还记得托尼多么抗拒治疗吗？他眼中涌出的泪水显示他极度绝望，因为他被人认为失去了控制，或者在某些方面有缺陷。你可能也有类似的感受。但治愈过程的一部分是让自己承认缺点，并接受它们。

请在接下来的反思中学习自我接受的概念，让我们看看会发生什么。

反思 13：自我接纳对我意味着什么？发现我的恐惧

自我接纳的实践与练习是治愈隐性抑郁的核心。是时候拿着你的笔记本再一次反思了。

当你听到“自我接纳”这个词时，它对你意味着什么？

用你觉得可能会发生的事情填写“如果我接纳自己，那么____________”这个句子，你写下的事情可以包括好的和不好的。一个好的句子可能是：“如果我接纳自己，那么我能从巨大的压力下解脱出来。”但接纳也可能伴随着一种恐惧：“如果我接纳自己，那么我就不会逼着自己去拼搏，我会对自己失望。”请列出你认为自我接纳可能带来的收益及损失。

你应该为自己读到这里感到自豪，因为你正在与某种程度的恐惧斗争。我知道这很可怕，但这对你来说是好事。

你可能同时患有两类抑郁症吗？

隐性抑郁和典型抑郁症能共存吗？记住，过度的完美主义可能存在于许多心理疾病的表现之中。它的存在并不一定意味着隐性抑郁。但如果你一直过着与隐性抑郁相伴的生活，你自己的疲劳程度、孤独感和绝望感会不断加重，随着时间推移或者当压力积攒到一定程度，你就会患上临床上所说的典型抑郁症。你可能会完全失去活力。这或许是由外部诱因引发的，比如失去工作，或者某种不可控因素导致你感到极度暴露，好像你失败了。又或许它是由内在诱因引发的，比如你的孩子已经达到了你曾遭受性侵的年龄，或者你的自我毁灭想法已经开始渗透到日常生活中。

你的抑郁成功地隐藏到现在，它可能变得无法控制。就像布里塔妮和托尼一样，你也会意识到你必须找到另一种生活方式。你现在就在这条路上。

下一章中有一份调查问卷，它可以用来确定你的隐性抑郁程度。我们会讨论克服羞耻感，以及接受隐性抑郁。

第三章

我需要认识自己的内心

> 我知道，如果我承认了真相——我惊恐发作了，我就会暴露在人前，好像我是个骗子，一个没资格主持新闻节目的人。
>
> ——丹·哈里斯（Dan Harris）
>
> 《一个冥想者的觉知书》（*10% Happier*）作者

美国广播公司（ABC）的《早安美国》[1]（*Good Morning America*）节目主持人丹·哈里斯在直播电视节目时曾突然遭遇严重的惊恐发作。在上面引述的话中，你可以看到他十分害怕这对自己花了十年时间打造的职业生涯造成影响——因为他的脆弱暴露了出来。如今，他利用这段经历来帮助自己学习冥想，并发展一种全新的生活方式。在他的书《一个冥想者的觉知书》中，他以生动

1　一档晨间新闻性节目，以新闻、谈话、天气以及有趣的故事为特色，在美国广受欢迎。丹·哈里斯曾是该节目的金牌主持人。

且幽默的方式谈到了这一点。我把他的书强烈推荐给那些试图发现自己内心的平静，同时又担心这个目标会损害自己成长和实现目标的能力的人。这听起来熟悉吗？我相信是的。

他的话与我从别人那里听到的情况如出一辙。当我问乔（我的一位患者）为什么他从不透露自己的抑郁情况时，他回答说："我的一生都是按计划进行的。我不希望被别人看作心理疾病患者，让他们每看到我的一个异常表现都要问'你在吃药吗？'。"

你可以看出乔的恐惧——他担心自己一旦被贴上患有心理疾病的标签，就会因为任何潜在的症状或"疾病"而被他人拿着放大镜仔细检查。也许你也害怕因任何心理疾病的迹象而被贴标签和被排斥。没有人想要因自己某一个方面的特征而被贴上具有刻板印象的标签，无论这个特征是他们的性别、种族、宗教信仰，还是他们的高矮胖瘦。你对被拒绝和歧视的恐惧可能非常极端，让你不去寻求治疗，或者用"一切都很好"作为借口来掩饰你的真实状况。

当你的完美主义与对污名的恐惧交织在一起时，你可能要经过几年才能接受治疗或拿起一本像这样的书——或者根本不这样做。

其实你并不孤独，很多人在经历同样的事情。

反思 14：我对心理疾病的看法是什么？请保持诚实

进入非常放松和平静的状态，花几分钟时间在你的笔记本上写下你如何看待心理疾病患者。从无家可归、在街上疯狂打手势、自言自语的患者，到试图自杀的邻居，你会怎样评论对他们的生活？

当你听到一个名人谈论他们的心理疾病时，你的反应是什么？你对他们表示钦佩吗？如果是这样，为什么？如果不是，为什么？

你对自己的想法感到满意吗？你想改变它们吗？如果你想要改变，你想如何改变它们？

伟大的斗争：战胜羞耻感

珍妮·罗森（Jenny Lawson），也被称为“博客女郎”（The Bloggess），多年来一直在社交媒体上揭露自己的心理疾病，并与人们对它的偏见斗争。在她的《高兴死了！》（*Furiously Happy*）一书中，她生动地写道：“在我第一次与心理疾病斗争的这些年里，有人问我是否后悔，问我这种心理疾病带来的羞耻感是否难以承受……在某种程度上，我很幸运。”

让我们来看看，如果你让更多的自我为人所知，你害怕会发生什么。

反思 15：我最害怕暴露什么？向谁暴露？

进行这个练习时请参考反思6，从你的社交圈里的每一个人开始（以你喜欢的顺序和方式），问问你自己，如果我向他更开放地展示自己的内心以及现在我所遇到的问题，我会害怕他对我指指点点吗？

你越接近自己的核心圈子，这个练习可能就越难。这是很正常的。因为你和你的核心圈子里的人比和你的外围圈子里的人有更多的联系，在这样的关系中冒险可能会导致更多的冲突、剧变，或者至少是你可能害怕的事情。

然而，你的担心可能不是理性的。事实上，你的核心圈子里的人也许会欢迎你的开放和它所带来的改变。深呼吸。在写作时，允许自己去感受。你做得很好，这可不是件容易的工作！

既然你在读这本书，你很可能就是一个隐藏多年的人。直面你的羞耻感是治愈过程的一个重要部分。

暴露或继续隐藏的巨大风险

在隐性抑郁中，人们对被发现的恐惧是强烈的。在我进行的访谈中，有超过三分之一的受访者都曾经在自家后院或车库，小声地打电话以免被别人听到，或者经常将自己锁在办公室中以远离人群。

在第一章中，布里塔妮在刚开始接受心理治疗时就直截了当地说："你知道的，我只能向你讲述这些事情，因为我知道如果你告诉其他人，你就会被吊销执照。所以我是安全的。"

朱莉难过地承认："在我来见你之前，我根本不会说这些话。但它们就在我的脑海里，只是我绝不能让自己把它们说出来。"

在最严重的情况下，这种孤独的沉默可能是"死刑判决"。让我们简单看看关于完美主义对人们造成严重危害的研究。这个领域已经有很多的研究，但重要的一点是，高素质的科研人员已经在这个领域研究了多年。

1984年，著名教育家和心理学家阿舍·帕赫特（Asher Pacht）首次提出完美主义是一种心理问题。然后在1995年，西德尼·布拉特（我在第二章引用过他的观点）继续讨论了它的风险。美国自杀学协会的创始人埃德温·施奈德曼（Edwin Shneidman）在他的《因心理疼痛而自杀：自我毁灭行为的临床治疗方法》（*Suicide as Psychache: A Clinical Approach to Self-Destructive Behavior*）一书中提出，所谓的"心理痛苦"，即无法忍受的心理伤痛，与自杀的关系更为密切，而不是仅仅与单纯的抑郁症有关。这个概念让其他人开始关注完美主义和心理痛苦之间的关系。里卡多·弗拉门鲍（Ricardo Flamenbaum）和罗伯特·霍尔顿（Robert

Holden）发现社会导向型完美主义和自杀之间有很强的联系。

那么什么是社会导向型完美主义呢？著名的完美主义研究者戈登·弗莱特、保罗·休伊特和塞缪尔·米凯尔在他们的作品中将完美主义分为三种类型：自我导向型，他人导向型和社会导向型。自我导向型完美主义的人期望自己完美，这种期望来自内心。他人导向型完美主义的人希望自己身边的人是完美的。社会导向型完美主义是因受到外部世界、社会的巨大压力而要求自己做到完美，它遵循的逻辑是，“你做得越好，你就会被期望做得更好”。最后一种类别尤其危险（但并不是说其他类别就不危险），因为它会使人产生巨大的绝望感，也就是施奈德曼所说的心理痛苦，这也是导致自杀行为的一个主要因素。

你身上可能有这三种类型的完美主义中的一种或两种，也可能三种类型都有。但只要你身上具有其中的任何一种，你的羞耻感和隐藏的需求就可能会更加复杂和难以处理。让我们停下来，给你一个机会记录下你自己对完美主义的看法。

反思16：我发现自己属于哪一类完美主义？

让我们反思一下自己的身上是否存在三种类型的完美主义——自我导向型、他人导向型和社会导向型。请进行仔细、深入的思考，慢慢来。记住，没有对与错之分。

你能分辨出你对完美的需求是否仅仅来自你的内

心，即一种追求卓越的内在动力吗？如果是，它是什么时候在你心中占据主要位置的？

你是他人导向型完美主义者吗？如果是，你有没有期待某一个人永远做到最好？有没有人是让你失望后，被你“抛弃”了的？他们之间有什么区别，这对你有什么启示？你对别人的期望是否与你对自己的期望相同？向自己承认这一点是什么感受？

在你的工作和生活中，有谁会期望你做到完美？或者，在你的过去，谁有这样的期望？

分辨自己属于三种完美主义类型中的哪一种，这会让你产生什么感受？你有没有想过你的完美主义会让你陷入危机？

你非常害怕被发现，以至于即使在治疗师面前或在心理咨询室中，你也可能不会坦露心声。贝妮塔就差点儿因为恐惧丧命。

贝妮塔的故事：隐藏得太好

小时候的贝妮塔爱交际，精力充沛。她的父亲认为这是她不守规矩的表现，会让她的母亲感到不安，他“要改变她对父母的蔑视态度”。于是，他开始定期对贝妮塔进行性虐待。母亲知道女儿被折磨但没有阻止。贝妮塔与母亲的关系是复杂且爱恨交织的。13 岁的时候，贝妮塔希望自己死掉。

贝妮塔在青春期成了一个性关系混乱的少女（这是对性虐待的一种常见反应），然后通过嫁给一个有暴力倾向的男人逃离了原生家庭。婚后她拼命掩盖丈夫的暴力行为，多年来一直试图向外人展示一种“成功且幸福”的家庭生活。这时贝妮塔仍没有崩溃。

但有一天，她在妇产科诊所里变得歇斯底里，因为盆腔超声检查触发了她的性创伤回忆。之后她被送往医院，服用了一些药物，逐渐冷静下来。没有人问她任何问题，她又回到了自己的生活。这次经历她没有跟任何人提起。她“很好”。

虽然贝妮塔 25 岁时就有了三个孩子，但她还是选择了离婚，之后上了大学，并获得了全额奖学金。她在大学表现优异，受到大家的欢迎和尊敬，并积极参与学生会和社团的活动。

“我的情况和隐性抑郁一模一样，”贝妮塔说，“而且情况在变得越来越糟。当我远离人群、独自在家时，我会变得歇斯底里。但当我进入校园时，一切都由我掌控。我就像在走钢丝一样，小心翼翼地维持着现在的生活。在别人来看，我出色完成每一项工作才是正常的。”

多年以后，当贝妮塔终于向医生谈起几乎每天都困扰她的情绪变化时，她被诊断出患有双相情感障碍。她花了一段时间才让自己接受这个诊断。在医生们问出正确的问题之前，她曾有过一次严重的自杀企图。“这么多年来，我一直很沮丧，但始终隐藏着。人们只觉得我是非常有趣的人。”

当你读到贝妮塔或本书中其他任何人的故事时，作为旁观者你很容易就能看到他们需要改变生活方向或寻求帮助。她在家里的歇斯底里可能是由很多原因引起的：养育孩子勾起的创伤性回忆、作为一个单身母亲承受的压力，或者情绪波动。然而，她需要让自己看起来一切都好，这样的多重压力几乎要摧毁她的生活。

完美主义和羞耻感的共同作用不仅会让你否认自己的真实情况，还会让你的情绪像是在坐过山车一样。当你的事业蒸蒸日上，你会感觉一切尽在掌握，但当你承受了足够的压力时，你会在沮丧中崩溃。

与污名做斗争是非常重要的

帮助可能来自意想不到的地方——年轻一代。

如今，从好莱坞明星到英国皇室，几乎每个人都在讨论心理疾病及其秘密。千禧一代似乎更能意识到保持心理健康的重要性，并更积极公开地寻求治疗。推特上与心理健康相关的标签比比皆是，吸引了数千人分享。一些网站上不仅有“专家”谈论心理疾病，还有患有心理疾病的人互相分享经历、彼此支持，这些网站获得了巨大的流量。这些在网上发声的人为改变公众对心理疾病的偏见和向公众提供有益的心理健康知识付出了巨大努力。人们纷纷站出来，选择揭露焦虑、抑郁、产后抑郁、进食障碍或双相情感障碍等心理疾病。他们在为世界树立榜样，告诉人们：你可以一边将生活和工作处理得井井有条，一边管理自身的心理问题。

在一些主要的精英大学中，因学生自杀率的显著增加，完美主义的观念正受到质疑。学生们会受到无形的要求——你不应该表现出挣扎、迷茫或沮丧，也不应该表现出你学习上存在的困难。毕竟，你是斯坦福大学或宾夕法尼亚大学的学生。这点儿事不该让你困扰。你很聪明，能进名校，所以这对你来说算不上什么问题。

他们是如何挑战这个神话的？

斯坦福大学的学生在他们的内部校园论坛上发布了一个帖子——“鸭子停在这里”（The Duck Stops Here)，将他们自己版本的隐性抑郁描述为“斯坦福鸭子综合征”（Stanford Duck Syndrome）。卡洛琳·比顿（Caroline Beaton）引用了一篇帖子的内容：“从表面上看，校园里的每只鸭子似乎都在毫不费力地游过这所‘湖泊学院’。但在水面之下，我们的小鸭掌正在疯狂地划水，我们的小尾巴正卖力地抖动……挫折、焦虑、自我怀疑、刻苦努力和失败在斯坦福的经历中没有位置。”对于斯坦福大学的学生来说，鸭子综合征代表着一种虚假的安逸和伪装的天才。他们甚至还成立了一个“拦鸭子咨询委员会”，让学生可以公开、诚实地展示自己，而不用担心被排斥或惩罚。

然后是“宾大脸”（Penn Face）。朱莉娅·巴尔（Julia Barr）在美国宾夕法尼亚大学的学生论坛（The Tab）中写道：“‘宾大脸’是一种压力，迫使你表现得好像生活的各个方面都井然有序。这对每一位学生都是无形的压力。你即使感觉不好也要说自己很好，并且表现得很好。每个人对‘宾大脸’的反应各不相同。有些人很自然地适应了它，有些人为了避免它，在整个考试周都将自己关在房间里。对很多人来说，这严重影响了他们的心理健康、稳定性和应对能力。”克里斯蒂娜·温德尔（Christine Vendel）在报道 2018 年宾夕法尼亚大学的一起自杀事件时提到了令人震惊的数据：2013—2016 年宾夕法尼亚大学发生了 14 起自杀事件，自杀率是全美平均水平的两倍多。在这里，学生们不会去心理咨询中心寻求帮助，因为这里的文化氛围不允许他们这样做。

希思的故事清楚地表明，隐藏自杀想法可能发生在任何年龄的任何人身上。无论从文化角度还是个人角度，与这种巨大的偏见和错误信息做斗争都是至关重要的。

希思的故事：一个本可以阻止的悲剧

希思在一个富裕的家庭长大，并在当地一所很好的高中就读。这里学生的目标都是上常春藤盟校。家长们都在为这个目标努力，教师非常关注考试分数。希思在这里似乎如鱼得水。他在学业上的表现非常好，人们喜欢和他在一起。他和母亲关系融洽。他的母亲不会为了成绩逼迫他学习，而是鼓励他做任何想做的事。看起来一切都是他自己想做的。

希思的朋友安吉拉在和希思一起去野营后联系了学校的辅导员。她警告辅导员说希思有自杀倾向，依据是过去几周希思给她发的一些短信。辅导员把希思叫来，问了他一些关于这件事的情况。被叫进辅导员办公室时，希思感到既尴尬又惊讶。他否认自己有这种感觉，并说安吉拉是在夸大其词，那只是高中生的无病呻吟罢了。辅导员回答说："我每天都看到你和你的朋友在自助餐厅里说笑。你看起来很好。我只是问问而已。"之后辅导员什么也没做。

一个月后，希思自杀了。他没有留任何遗言。他的家人仍然不知道他的自杀原因是什么。也许他感到的压力比他们意识到的要大。也许……也许……也许……

安吉拉把她知道的都告诉他们了，但其实她知道得也不多。希思的家庭被悲伤笼罩，再也回不到从前了。

反思 17：考虑自杀的可能性

请暂停一下，试着写下你对上面案例的感受。你从希思的故事中学到了什么？这是否让你担心自己孩子的心理状况，或者让你反思自己是否在无意中给他们做了不好的榜样？

自杀率上升的事实使你震惊了吗？你对“与心理疾病的污名化做斗争”有何看法？在一本关于隐性抑郁的书中，这些问题是否变得更加重要？

找到改变的动机将是至关重要的，因为这些改变是非常困难的。你的隐性抑郁一直在那里，日复一日，年复一年。它帮助你生存下来。所以，如果想要改变，你就需要他人的帮助与支持。但在求助时，对他人（甚至是所爱之人）反应的恐惧可能会让你不敢开口。

治愈过程的一部分就是克服这种恐惧。萨凡纳说：“我担心，如果我让别人知道我内心的感受，让别人知道我的想法，他们就不会再认为我有能力胜任工作了。”这和丹·哈里斯一开始的担心是一样的。但他们都决定冒这个险。

在治愈过程中，你会失败，你会动摇，你会重回老样子，并不是每一天都能离成功更近。不要灰心，控制住自己，继续前进。为了更好地帮助自己，你需要建立起一个支持网络[1]，哪怕里面只有一个人。支持网络中是你信任的人，他们会支持你并接纳你真实的样子，不会随意评判你。你需要让他们看到你内心的挣扎，尽管这对你来说并不容易。

接下来的话题可能有点儿偏题，因为我要讲一个我个人的故事。经过三年的不孕治疗，我很幸运地怀孕了。一天，在妇产科的诊室里，我抱怨我的脚因怀孕而水肿。医生看着我，不以为然地撇了撇嘴，说："你好不容易才怀孕，你不应该抱怨。"幸运的是，我没有让他的话影响到我，我也看了他一眼，说："是的。我付出了很多努力才怀孕，这意味着我更有权利抱怨我的脚。"他当时看起来有点儿窘迫，但还是同意了我的观点。

你想改变你的生活。这就是你读这本书的原因。但这将是困难的。诚实地说出自己那些光鲜背后的烦恼，或者讲述你如何让羞耻感困住自己，坦露这些会让你觉得尴尬难堪。交谈和开放本身会让人感到脆弱。

这可能是一本心理自助书籍，但走出隐性抑郁并不是一个人就能完成的旅程。你需要一名啦啦队长，他会接纳真实的你并且随时为你加油鼓劲。是时候开始考虑谁应该加入你的团队了。

1　支持网络（support network）或社会支持指的是能提供友谊、生活协助、建议或个人照顾的人，通常是一个人的家人、朋友等。

反思 18：谁会进入你的团队？

再次进入你的平静空间，想一想你可以向谁倾诉你的隐性抑郁情况。这个人可能在你的核心圈子里，可能是一个与你关系一般的人，也可能是一个与你的生活交集不多的人。你也许倾向于对住在另一个城市的人，比如老朋友或大学同学更加诚实。当然，这个人和你住得很近是最理想的情况。我的意思是，如果现在你只能接受向距离你生活很远的人坦露心声，那也是很好的。你正在迈出一小步，你在按照自己的节奏前进。

选择一个能够倾听你的人，向他讲述完美主义如何成为困住你的牢笼，以及打破牢笼对你来说有多可怕。试着想象一下，让那个人了解真实的你会发生什么。把你想说的话写下来。当你这样做的时候，允许自己去感受一切。你担心他们会对真实的你横加指责吗？这种坦诚会如何改变他们对你的看法？请试着分辨这是你自己对表达的恐惧还是理性的判断。

给青少年的特别提示

如果你是青少年或年轻的成年人，而且还依赖父母，那么公开你的隐性抑郁可能会使你面临更可怕的状况。

如果你现在生活在一种需要表现得完美的环境中，你很可能会觉得自己被困住了。父母会陶醉于你表面上的成功和幸福，或者他们会骄傲于你超级自律，从不让他们费心。他们不知道在你表面的完美之下有什么痛苦。你怎么可能告诉他们，他们看到的那些都是幻觉?

很重要的一点是你要意识到你的父母很可能是靠惯性思维来生活的。一切似乎都在按计划进行，他们看不到任何警告信号。他们尊重你的隐私，不会随意翻阅写着你真实感受的日记。如果你给他们暗示，他们仍然认为你可能只是有一时的烦恼。他们告诉你，在这个世界你需要做到完美，这可能是真的。但你对他们的坦诚可能会让他们审视自己作为父母所犯的错误——审视自己的不完美。在你的抑郁情绪和被困住的感受逐渐严重的情况下，没有任何事比你的心理健康更重要。绝对没有!

你可能害怕父母的反应。如果他们曾以任何方式忽视或虐待你，那么你会有充分的理由感到恐惧。不幸的是，父母并不总是你可以信赖的人。但是，你可以找到愿意倾听和帮助你的人。请不要误以为你的阴暗情绪是正常的，或者它们不会战胜你。它们可以战胜你——而且你很可能没有机会再回顾现在的感受，并说一句:“哇，那段时期真是太难过了。但现在我感觉好多了。”

> 和朋友聊天很好，但向有能力帮助你的人敞开心扉可以拯救你的生命。

现在是时候评估一下你的隐性抑郁程度了。我们会将你之前的反思日志与隐性抑郁问卷可能进一步揭示的信息进行比较。

科学评估：内心的隐性抑郁程度

在回答问卷之前，请重新阅读反思12。在反思12 中，你认识到隐性抑郁的十个特征，并且按照你的依赖程度对隐性抑郁的十个特征打了分。简单地回忆一下这些特征。

下面的每个问题都与隐性抑郁的一个或多个特征有关，但更多地反映了隐性抑郁和完美主义的实际行为或信念。如果你在回答"是"或"不是"方面有困难，你可能对自己答案的要求太过"完美"了。如果你认为，"我如何回答将取决于那天的情况"，那么你可能在作答过程中想得太多了。简单地用直觉作答，答案就是最准确的。

你的分数会让你知道你的隐性抑郁程度，以及它在多大程度上影响你。然而，考虑到我们已经谈论了很多关于隐性抑郁的内容，这些问题本身可能不会让你感到惊讶。慢慢来，尽量做到诚实，并记住：这不是一件你必须完美完成的事情。

完美隐藏的抑郁调查问卷

1. 你是否在向他人倾诉方面有困难，特别是关于你现实生活中的困难和问题？

A. 是　　B. 不是

2. 你是否纠结于事情的完美性，而且不仅以自己的眼光还以别人的眼光为准？

A. 是　　B. 不是

3. 你是否避免向你的伴侣或朋友讲述你被他们伤害的感觉，以及你对他们日益增长的怨恨？

A. 是　　B. 不是

4. 你是否在晚上难以入睡或者躺下后无法停止胡思乱想？

A. 是　　B. 不是

5. 当你感到不堪重负时，承认这些对你来说是否很难？

A. 是　　B. 不是

6. 你是否为了完成工作而强迫自己加班，不惜付出其他的代价？

A. 是　　B. 不是

7. 你是否将大部分时间用于分析或解决问题，而不是表达情感？

A. 是　　B. 不是

8. 你是否对朋友有求必应，即使这可能会在短期内牺牲你自己的需求？

A. 是　　B. 不是

9. 你是否在一个没有出现过悲伤或痛苦情绪的家庭中长大，或者曾因为表达这些情绪而受到批评或惩罚？

A. 是　　B. 不是

10. 你是否曾经在感情上、身体上或性方面受到伤害，却没有告诉任何人？或者你告诉了别人，但没有被相信或支持？

A. 是　　B. 不是

11. 你是否曾经（或者仍然）感到在家中必须要满足其他人的既定期望，而不是被允许做自己？

A. 是　　B. 不是

12. 在你参与的活动或工作中，你是否喜欢掌控局面？

A. 是　　B. 不是

13. 你是否越来越觉得在生活中维持有条理的规划变得越来越困难？

A. 是　　B. 不是

14. 如果问题 13 的回答为“是”，你是否为此感到焦虑甚至惊恐？

A. 是　　B. 不是

15. 你是否倾向于不哭或很少哭？

A. 是　　B. 不是

16. 你是否被认为是非常负责任的人，是同事、家人和朋友永远可以依靠的人?

A. 是　　　B. 不是

17. 你是否认为，为自己花时间是自私的?

A. 是　　　B. 不是

18. 当事情出了问题但人们声称不是他们的错时，你是否反感人们将自己当作“受害者”的说法?

A. 是　　　B. 不是

19. 你在成长过程中是否被教导你应该独自处理痛苦的事情，向他人寻求帮助意味着软弱?

A. 是　　　B. 不是

20. 你是否坚信自己要关注生活中的积极因素并保持感恩的心态?

A. 是　　　B. 不是

21. 你的内心是否有一个挑剔且难以摆脱的声音告诉你，“你不够好”，或者“你可以更努力”，即使你已经完成了你的目标?

A. 是　　　B. 不是

22. 你是否外表看起来充满希望、精力充沛，但却时常感受到被困在一种无形的牢笼里无法挣脱?

A. 是　　　B. 不是

23. 你是否列出了一天中要完成的任务清单? 如果这些任务没有完成，你是否感到沮丧或像个失败者?

A. 是　　　B. 不是

计算你对以上的多少个问题回答为“是”。如果你对 5 ～ 8 个问题的回答是肯定的，你可能是一个非常负责任的人，但你可能应该考虑给自己留出更多时间。如果你对 9 ～ 12 个问题的回答是肯定的，说明你的生活被高度完美主义的标准控制，这可能对你有害。13 个或更多的肯定回答可能反映了隐性抑郁的存在，或者一种你不想承认的抑郁症存在。如果你的得分接近 20 或者以上，请一定重视起来，阅读这本书并解决隐性抑郁可能真的会拯救你的生命！

反思 19：我从问卷中学到了什么

做调查问卷是什么感觉？鉴于目前为止你所读到的内容，这些问题可能不会让你感到惊讶。你对自己的测试结果感到惊讶吗？

看看你在反思12 写的东西。当你查看问卷的结果时，它们是否改变了你在反思12 中对隐性抑郁特征的打分情况？你觉得松了一口气吗？还是说你更担忧了？你是否对打分情况更加确信了？

希望这个调查问卷能帮你更好地觉察隐性抑郁如何影响你的日常决定和行为。

让我们回到现实的治疗方式、想法和指引。我们在这一章强调过，完美主义不是你唯一的敌人。另一个敌人是对羞耻感的恐惧。

反思 20：我为什么要做这项工作？

在本书的介绍中，我说过，希望将是你进行困难任务的动力。这些任务包括敞开心扉，承认和坦露真实的自己。通过每一次领悟，每一次内心冲突，每一次情感连接，你都会发现越来越大的希望。你的希望会给你继续下去的勇气。在这里，我希望你写出那些激励你的因素。它是孤独吗？是担心你会把这种模式传给你的孩子吗？是一种越来越强烈的绝望感吗？还是你与过去建立了联系，并看到了另一种生活方式？

让你的心灵和思想去探索和发现，是什么能让你坚持完成任务。想一想下面这句话是否反映了你当前的真实情况："我希望自己能活出真实的自我，让生活更加充实。我不想再隐藏了。"试着写下适合你自己的座右铭。

你完成得很好。这绝非易事。

注意：如果这本书让你在情绪上产生了过多波动，或者你有伤害自己的想法，那么这本自助书对你来说可能还不够。请去当地的治疗师或心理医生那里，诚实地向他们讲述你的情况。尽管让一个患有隐性抑郁的人来做这件事可能是矛盾的，但是这本书（或者任何一本书）本身并不能保护你免受这种极端负面想法的伤害。

如果你的情绪状态是稳定的，并且已经确定了你的支持网络，我邀请你进入下一章，学习更多关于如何揭露你的抑郁并克服它的知识。到目前为止你做得很好！我希望你庆祝自己目前已经做到了这些。事实上，用对自己好一些来表示对自己的感谢是一种健康的自我同情和自我关怀。

第二部分

治　愈

在疗愈的阶梯拾级而上，前面有真正的快乐等我。

治愈的必经之路：意识、承诺、对抗、连接、改变

> 也许在最后她也想保持自己的形象……即使自杀的冲动已经传达出生活让她不堪重负的信息，马迪显然仍然想要塑造一个镇定、坚强的形象。
>
> ——凯特·费根（Kate Fagan）
>
> 《马迪为何而跑》（*What Made Maddy Run*）作者

当你认识了隐性抑郁之后，无论你怎么看待它，我都希望你能有一种越来越强烈的感觉，那就是你带着一个目标在读这本书。而这个目标就是治愈。治愈你努力保持完美的行为，治愈你总是隐藏的习惯，治愈你的抑郁症。只有当你开始揭开自己一层又一层的完美主义包装并发现内在真实的自己时，你才能真正了解自己。

想象一下俄罗斯套娃，每个套娃里面都包裹着数量未知的小套娃。把你自己的治愈过程看作小心而好奇地从外到内打开每个套娃。每一次细微的转变，每一次敞开心扉的选择，每一个顿悟

的时刻，都可以让你发现一种你以前没有意识到或被你封闭起来的心理体验。这是具有挑战性的，这可能会很痛苦。但这对健康的生活至关重要。

上面引言的作者凯特·费根最近写了一篇关于大学田径运动员马迪·霍勒伦（Maddy Holleran）的文章。这个不幸的女孩为了逃离她的生活，从九层楼的车库跳下去自杀了。现在我们知道她自杀的原因是强烈的无助和绝望。虽然她有一个充满爱的家庭，家里人也知道她存在某种程度上的挣扎，但真正的马迪被埋在层层的巨大压力和微笑的伪装之下。没有人意识到她的挣扎有多么复杂和艰难。她的自杀也是经过精心策划和执行的，她在自杀前甚至还为所爱的人精心准备了礼物。马迪没有意识到，她其实可以不必被困在表面完美的生活中。马迪不知道，她其实可以找出自己如此痛苦的原因。

我们来谈谈这个发现原因的过程。希望奥普拉·温弗瑞（Oprah Winfrey）的故事能有所帮助。她写道："我现在意识到，尽管我的职业给我带来了某种力量，但曾经在我童年时虐待我的人持续地以不同形式出现在我的生活中……我不敢直面他们，所以默许他们越界。我在童年遭受的身体虐待和性虐待让我习惯于沉默……通常我用食物把这些感受压下去。"

她接着谈到了她自己的顿悟时刻。有一天，她去看望她的父亲。尽管她已经在生活中取得了巨大的成功，但她发现自己只能顺从地接受曾经猥亵她的人的命令——吃一份双面煎鸡蛋。她被自己的沉默震惊了。“回想起来，那对我来说是一个开创性的时刻。我退回了那个沉默的九岁女孩，认为说出自己的需求会受到指责……这种与过去建立连接感觉就像一个灯泡终于被点亮了。啊哈！在那一刻我顿悟了，我成长了！”

就在那一刻，奥普拉明白了她现在仍然在使用她小时候的生存策略——保持沉默，保持隐形。她如今取得的所有声望和尊重都不足以让她坚持自己的立场，对虐待过她的人说“不”。她意识到她的情感自由仍然被她的过去挟持，她可以清楚地感受到被虐待的经历像触手般缠着她，让她感到窒息。如今，她的隐藏策略不仅不再被需要，而且对她还是有害的。她可以改变，但首先必须意识到这些。

反思 21：对自己的过去挖得更深会让我害怕什么？

你对马迪的故事有何感想？保持“表面上的完美”会带来什么？读奥普拉的故事是什么感觉？这些故事对你有什么启发？马迪的故事是悲剧；奥普拉的故事则更有希望。这两个故事都说明，你很难发现或难以承认的事情可能会严重影响你的生活。是什么阻碍你寻找表面下的自己？挖得更深让你害怕什么？请花点儿时间在笔记中写下你的答案。

通常，当一个人准备结束心理治疗时，他们会高兴地说：“耶！我被治好了。”我也衷心希望他们已经发现活在当下的美好和成为真实自我的自由。虽然这个过程还远没有结束，但他们已经准备好闯出自己的一片天了。他们对世界有了更多样的理解，掌握了更丰富的技能。

改变、成长和治愈是过程（或者是一段旅途），而不是目的地。无论你的弱点是什么，它们都会时不时地出现，并困扰着你，甚至在你读完这本书或结束心理治疗之后仍会如此。触景不仅生情，也会触发旧伤。你思维中的非理性会重新占据优势，这也许是因为疲劳，也许是因为你没有关注自己。这并不代表你的治愈从未成功，或者你之前的理解和改变不是真实的。由于你的本性，由于你的不完美，你可能倾向于回到旧的生存模式中。即使是奥普拉也无法完全阻止自己时不时地回到旧的生存模式中。

在前文中，我提到（这句话里提到了安德鲁·所罗门的观点），“如果典型的抑郁是缺乏活力，那么隐性抑郁则是缺乏自我接纳”。我想再次强调这一点。我这样做的理由是：治愈隐性抑郁需要承认并接纳你的弱点和缺点。这是治愈之路非常重要的一步。拥有缺点并不可耻，也并不意味着失败。只要是人就都有缺点。曾经的经历塑造了现在的你。通过自我接纳，你可以改变，因为接纳与自暴自弃毫无关系。

自我接纳带来自由。

隐性抑郁会在精神上，尤其是情感上主导你的内心。我们的目标不是重新开始，而是正视并接纳你自身存在的局限性，直面你为自己设定的条条框框，同时深刻地感受你这么做时发生的变化。

马迪这样的人太多了。我希望这项工作能让你远离这种潜在的毁灭倾向。

反思 22：到目前为止我有哪些发现？

我需要挑战自己什么？

在这个时候花点儿时间浏览一下你的笔记本。回到第一页开始的地方，回想一下，当你第一次开始写下你的真实想法和情感时是什么感觉？看看你是如何成长和改变的。你写下的内容让你感到诧异吗？你是否仍在努力发现真实的自己？

许多完美主义的人认为写下这些是一件很困难的事，因为他们一边写一边对自我进行评价，试图让自己看起来很“完美”。如果你曾有过这样的困扰，不用担心，要知道这是正常的。但当你逐渐成长时，这种方式也是需要调整的。勇敢地挑战自己，你才能走得更远。请冒着打破自身完美的风险写一些你从未想过你能写的东西。如果你不想写下来，就大声说出来。你想说的也许是“我恨我妈妈”或者“有时候我很孤独，觉得快要崩溃了”。让这些话随风而去吧，感受新鲜的空气和不一样的情感。

记住，眼泪代表强烈的感受，而不是软弱。不管你是因为生气而哭，是因为快乐而哭，还是因为悲伤而哭，你的眼泪反映了感情的深度，或者你对某件事的敏感性。如果眼泪要流，就让它流吧。你做得很棒！

治疗过程中的五个 C

让我们简单地谈谈治疗隐性抑郁的五个阶段：意识、承诺、对抗、连接和改变。示意图请见这本书的介绍部分。

意识（Consciousness）。第一阶段是觉察和承认有些事情不对劲。尽管这是所有治疗过程的一部分，但这一阶段对你来说更加复杂，因为你已经（或至少在开始阅读之前）让自己相信，从完美主义到封闭大多数的痛苦情绪，隐性抑郁的所有特征都是正常的。在别人看来，你很了不起。你没有哭，也没有情绪不稳定。能有什么问题呢？

但是，正如你头脑中更清醒的那部分所知道的，你生活在一个精心经营的谎言中，这在你的内心制造了巨大的孤独和空虚。所以，你的第一步是要意识到这种谎言如何孤立和蒙蔽你。

承诺（Commitment）。第二阶段可能比较复杂。这是为什么呢？因为承诺包括放弃控制。但你害怕无法完全控制自己，害怕不确定性，害怕未知的新生活，这种害怕失控的感觉让你将痛苦、愤怒和悲伤都隐藏起来。接受这种不确定性可能会带来真正的恐惧，并使你犹豫："这真的是一个好主意吗？我是否现在就得停下来？"

然而，如果你能坚持下来，就能感受到束缚你行动和生活的绳索逐渐放松了，当你开始更自由地呼吸时，希望就会到来。希望就是你坚持下去的动力。

对抗（Confrontation）。第三个阶段是回顾、整理指导你生活的规则和信念，并决定哪些仍然适合，哪些需要放弃。

连接（Connection）。当你抛弃了那些不再适合你的规则和信念，这个阶段就会到来。对抗和连接这两个阶段紧密地交织在一起，经常交替出现，就像乒乓球一样来回弹跳。

改变（Change）。最后一个阶段会带来真正的风险，但也将带来自由、自主和活在当下，而这些正是你在到目前为止的人生中未曾得到的东西。现在是时候了，展示全新的自我，做一个不完美但美好的你！

第四章
获取意识：治疗的前提

"我怎么会抑郁？我的生活看起来很完美！"

E. L. 多克托罗曾说："写小说就像在夜晚开车。虽然你只能看到前灯照亮的地方，但你仍然可以走完整段旅程。"你不必去看你要去的终点，也不必看到一路上会遇到的所有事物。你只需要看看前面两三米的地方。这是我听过的关于写作或生活的最好建议。

——安妮·拉莫特（Anne Lamott）

《一只鸟接着一只鸟》（*Bird by Bird*）作者

从你拿到这本书起，你就开始了治疗的第一步：获取意识。这是每一项治疗的前提条件。你必须先确定问题是问题，然后才能对其进行改变。你已经开始明白，隐性抑郁的确存在于你的生活中，并且已经对你和你的人际关系产生了令你痛苦的影响。在读过这本书的前几章后，你就会意识到多年来你一直在隐藏自己的真实生活经历，同时，你创造了一个在别人看来很完美的角色，扮演这个角色让你感到很安全。

但现在，你感觉到了危险，就像警觉的乌龟一样。你的“自动驾驶”策略是将自身的任何弱点都隐藏在完美主义的外壳之下。一旦有任何迹象表明你的某个弱点将会暴露，你就把它快速地拉进来，然后紧紧护在外壳之下，就好像这是对你性命攸关的事一样。

那么，你如何开始改变看似自动的策略和行为呢?

第一步是更加注意自己以及自己的反应。这需要大量练习——我经常这么说，因为这些都是巨大的精神和情绪转变。

让我们谈谈意识的两个相互交织的组成部分：觉察和正念。

觉察与苏醒：我与隐性抑郁

现在你已经知道了隐性抑郁的十种特征会共同作用形成综合征，这些症状极具破坏性，甚至可以压垮你。但在阅读这本书之前，你或多或少会觉察到自己有关隐性抑郁的表现。这种觉察可能有三种不同层次。

第一个层次是“完全觉察”。你的隐藏行为可能已经持续相当长一段时间了。你大概知道它们是何时开始的、如何开始的，或者为何开始的。你每天都有意识地选择让自己的烦恼“隐形”。这听起来可能类似于通俗文学中的“微笑抑郁症”或“高功能抑郁症”。然而，这两个类型的人患有典型抑郁症，他们已经坦然承认了，并且可能已经寻求过治疗。而你与他们的情况截然不同。即使在这种程度上觉察到了隐性抑郁，你可能仍然不认为自己患有抑郁症，只是生活中的某些事让你不得不将自己保护起来。于是，一个完美的外表成了你完成这一“壮举”的方式。

第二个层次是“缺乏觉察”。你的隐藏根深蒂固，甚至已经成为无意识的习惯了。它构建了你的身份认同。让我们来谈谈“无意识”是什么意思。

创伤性的回忆、情感、想法或极度痛苦的经历可能会被你储存在大脑的某个隐秘的角落中。这并不是说你知道它的存在，但没有去想它，就像忘记今天是你的生日一样——这是“前意识”[1]，在需要时你可以让前意识的思想进入你的意识当中。在经历创伤之后，你的大脑会有一种力量，可以把一些痛苦的东西放在离你的意识非常远的地方，以此来保护你。渐渐地，这些东西就会变成无意识[2]。隐性抑郁的特征以及起源是很难被发现和识别的。有人说，治疗本身其实是在创造一个环境，在这个环境中，无意识

1　前意识指那些随时可以进入意识但尚未进入意识的记忆。它是无意识和意识之间的中介环节。

2　无意识是指人不能觉察到的心理活动，包括本能、被压抑的欲望、被遗忘的早期记忆等。

的东西可以进到意识之中。

丽贝卡告诉我："在我读到关于隐性抑郁的内容之前，我从来没有想过自己会抑郁，这真的难以置信。曾经的我如果承认自己的心理状态不对劲，哪怕仅仅是有这样的念头，都会感到难以置信的羞愧，就好像我没有去感恩生命中美好的东西。允许自己去想或说出那些我在心理咨询室中对你说过的话，对我来说甚至都是无法想象的。我甚至不清楚我带着怎样的情感在生活，也许我从未真正活过。"

丽贝卡正在让之前无意识的东西苏醒过来。

第三个层次则更加复杂，为"部分觉察"。在隐性抑郁的十个特征表现中，一些表现对你来说是已知的，甚至是你主动选择的。而另一些则是未知的、无意识的，当你意识到它们是综合征的一部分时，你会感到更惊讶。

为什么要把觉察分为这么多层次？我的回答是：因为我不想让你犯错误，认为觉察自己的应对方法会让你变得不值得同情。即使你"知道自己在做什么"，你也需要同情自己的痛苦经历；如果你"不知道自己在做什么"，也没有理由让自己感到羞愧。随着治疗过程的继续，你会越来越多地理解你采取这种特殊应对策略的原因。无论你是一直都知道，还是刚刚开始觉察，你都应该接受现在的处境并继续前进。

反思 23：我对隐藏的觉察有多深？

你的觉察在哪个层次？如果是第一个层次，即完全觉察，写下你精心隐藏并且时时刻刻保持警觉的感受。

如果是第二个层次，即缺乏觉察，那么你开始觉察时是什么感觉？是像完成最后一片拼图时的恍然大悟吗？还是你内心有一部分对隐性抑郁这个概念保持怀疑？

如果第三个层次（即部分觉察）描述的是你的情况，那么当你知道自己的有些选择是有意为之，而另一些却受无意识的驱使时，你会感到困惑吗？哪些方面是你觉察到的刻意隐藏的生活方式，哪些更像是你的自然生活方式？

克服否认

无论你属于哪一种类型，你都有可能否认完美主义对你造成的伤害——除非你已经变得极度绝望，甚至想自杀。否认是觉察的反面，而你一直在否认。

隐性抑郁中的很多特征其实已经和你融为一体了。仅仅是想到要改变它们都让你很难接受。

举个例子，如果你符合隐性抑郁的第一个表现——表现出高度的完美主义，内心总是发出批评和让自己羞愧的声音，你很可能会把它标记为有益的，而不是对你的功能有害的。你的声誉和成就是建立在这个基础上的。你被认为是一个目标明确、积极主动、努力工作的人。你为什么要改变?

你可能会想:“是的，我对自己很苛刻。但正是完美主义让我保持了工作的高质量。”这不是内心渴望保持健康的部分在说话，而是内心的否认在说话。

否认的情绪反应

当你开始面对自己的否认时，你可能会有不同的情绪反应，因为它可能与你自身的最大利益有冲突。

第一种情况，你可能会欢迎这些信息，这对你来说可能是一种解脱。它符合你长期以来的直觉——你知道自己有些不对劲，但一直没能弄清楚是哪里出了问题。这就好像有人把最后一块拼图交给了你，现在你可以看到整个画面了。“完美隐藏的抑郁”这个标签给你一直以来的经历起了一个名字，让它有了明确的身份。这个标签可以提供一个放大镜，通过它，你可以发现和理解在你的头脑和心里正在发生的事情。在目前阶段，了解事实对你来说很重要，这样你才能评估你想要走的方向。你正在勇敢地挑战困难，当内心的否认想法试图让你相信完美主义不是问题的时候，你会马上把它揪出来。

第二种情况，你可能会感到压力很大，难以承受。这是一项艰苦的工作，你可能正与这样的想法抗争："放下这本书吧，不要再想那些关于隐性抑郁的事了。"否认比觉察要容易得多，而改变则更难。你不想要更多的信息。够了就是够了。你可能会陷入不相信自己有可能治愈的状态。我希望这些不会发生在你的身上。但如果真的发生了，请记住凡事总有解决的时候。也请不要把治疗隐性抑郁的计划推迟太久。

第三种情况，你可能会陷入恐惧和担忧，尤其是在想到如果被人发现真相，你就会被贴上"不够优秀"或"无能"的标签时。你会这样想是正常的，因为在我们的文化和世界中，人们对心理和情绪问题存在偏见和污名化。如果你把他人的脆弱评价为软弱或缺点（参考你在反思 14 中所写的内容），那么，试图接受自己的心理和情绪问题可能会变得很困难。即使你对他人表现出了同情心，无论他们的痛苦主要是精神上的还是情绪上的，你可能仍然很难将这种同情心用到自己身上。尽管这样僵化的生活方式会让你的生活像一张坏掉的老唱片一样不断重复相似的音调，但你已经习惯了，任何改变都可能会很可怕。

在治疗的每一个阶段，我们都会面对这种恐惧，而在下一个阶段——承诺——中尤其如此。当你战胜恐惧的时候，你就会明白。你会意识到这趟旅途没有回头路——你不再想隐藏自己内心和思想的反应。

正念：关注当下的感受

意识的第二个组成部分是正念。觉察可以在瞬间发生，为你提供新的信息，而正念可以加深你对当下的体验。《穿越抑郁的正念之道》（*The Mindful Way Through Depression*）一书的作者写道："正念不仅是更深入的全神贯注，更是以一种不同的方式去注意事物，改变我们关注的方式……保持正念意味着有意地关闭我们大部分时间运转的'自动驾驶'模式（例如反刍过去或担心未来），全神贯注地关注事物的现状。"

正念将觉察提升到一个新的层次，它是对当下事物保持注意力高度集中的练习。它本身就是一个极为宽广的领域。焦虑会让你思考未来，抑郁会让你沉溺于过去，而正念则强调现在的重要性。正如本章开篇所引用的安妮·拉莫特的话，你只需要看到前方几米的地方就能完成整个旅途，在人生中也是一样，活在当下即可。

但正念练习还有另一个至关重要的功能。正念的导师曾教导说，如果你只是注意并接受当下的一种情绪或想法，不以任何方式拓展它，那么这种接受就会弱化它。导致我们对事物做出判断的是我们对事物的看法或信念，而不是事物本身。

让我举一个自己的例子。我对自己时常焦虑这一点十分坦诚，更确切地说，我面对的是一种惊恐障碍。我是一个正念的练习者，还有很多东西要学。但我一直在努力变得更专注，只关注自己的焦虑，并且只关注当下的感受，让它顺其自然，而不是厌恶或恐惧来激化它。我的惊恐障碍会让我的腿发抖。前几天，在一家拥挤、炎热的商店，我的腿不由自主地颤抖起来。我能感觉到肾上腺素开始让我心跳加速。我打赌如果我在这时惊慌失措会导致一场巨大的惊恐发作。我只是注意到了我的腿。我对自己说："是的，我注意到腿开始颤抖了。"我没有为此感到额外的恐惧或羞耻。渐渐地，惊恐及其症状消失了。

正念强调关注当下。它关注的不是刚刚发生过的事情，也不是将要发生的事情，而是正在发生的事情。就像你练习的其他事情一样，你越多地练习关注当下，它就会越快成为一种新的模式、一种新的行为，以及一种可选的生活方式。

正念与隐性抑郁

那么正念对隐性抑郁有什么重要的作用呢？

正念是体验完整情绪的关键，而隐性抑郁导致你很难表达自己的情绪状态。愤怒、悲伤、失望、绝望，甚至真正的快乐都会远离你，因为强烈的情绪可能会让你感到失控。然而，带着情绪坐下来，用正念的方法，可以让它们存在于当下的时空。这种感觉可能会出现得非常缓慢，也可能瞬间爆发。你要学会管理它，接受它。那些你曾经认为无法容忍的情绪其实是可以被感知并释放的。你的隐性抑郁告诉你：如果你感到受伤，那么伤痛将永远存在。而事实与此截然相反。

把情绪想象成海洋中的波浪。每一种感觉就像一波浪潮，它有自己的规律。它从遥远的深海出发，慢慢地前进。当它行进到岸上时，你会觉察到它的形状与力量。当它变成泡沫消失在海滩上时，下一波浪潮会取代它。当下一波浪潮到来时，你可以再次感受到它的能量。这个过程会一直持续下去，情绪也是一样。正念就是关注情绪波动的每一刻，驾驭它，直到它不可避免地结束。

这并不意味着保持正念或允许情绪出现是一个平稳、轻松的过程。它可能是非常可怕的和激烈的。如果你感觉太过紧张，或者因为某种原因感到不安全，那么是时候寻求专业帮助了。

让我们从一个简单的正念练习开始。你要做的就是带着你的感觉坐下来。

反思 24：专注于呼吸

找一个让你感受非常舒适的地方，坐下来。用手机或闹钟设置五分钟的倒计时。深呼吸，闭上眼睛，将注意力放在自己的呼吸上，保持安静。试着将注意力一直保持在呼吸上。不要对这个过程做出评判，也不要想太多。如果你走神了，温柔地将注意力带回来，重新集中在呼吸上。如果数一数你呼吸的次数有助于你集中注意力，你可以这样做。

当倒计时停止时，再花一两分钟看看自己可能有什么情绪，就像看着情绪的波动消散一样。你可能会感到轻松，或者可能因为遇到困难而沮丧。睁开你的眼睛，写下你的感受。做得很棒！

现在让我们来读一下丹妮尔在这一刻的艰难旅程。

丹妮尔的故事：走进当下

丹妮尔在很小的时候就遭到表哥的性侵，并且表哥到现在仍然和丹妮尔的父母住在一起。她曾质问表哥，并将所发生的事情告诉了父母和兄弟姐妹。他们听了，但什么也没有改变。她的表哥否认了一切。

现在，作为一个成年人，丹妮尔正在与隐性抑郁、创伤后应激障碍、强迫症和厌食症斗争。她的厌食症非常严重，甚至必须在住院并恢复正常饮食之后才能继续接受心理治疗。她很讨厌这样，但在丈夫的支持下，她还是同意继续心理治疗。一名营养师与她一起参加心理治疗，这样才能保证对她的创伤和完美主义的治疗工作可以安全地继续。

在治疗过程中，不管话题是什么，不管她的痛苦多么深刻，她总是面带微笑，不会让一滴眼泪从眼眶中流出，而且她对显露出自己的痛苦感到极为不适。随着治疗深入，我们更详细地讨论她遭受性侵的经历以及她家人对此逃避和否认的态度。这时，她会强迫性地打扫她的家，从而避免在和我交谈的过程中产生的越来越强烈的情绪。她必须非常小心地控制自己的饮食和锻炼——这是一场艰难的战斗。她前进得很慢。但安全地前进才是最重要的。

随着痛苦越来越强烈，有一天她说："我需要与这些感受共处，但我不想这样做。我害怕它们。我不能做出很好的决定，我也不想吃东西。我不停地打扫，不停地工作，甚至到了自我伤害的地步。我感觉我在家庭中是隐形的，甚至对自己我都是隐形的。"

于是，我邀请她坐下来，让她的情感自然地流露出来，不带评价，没有评判，也没有羞耻。她有太多的悲伤。眼泪慢慢地流了出来，接着是抽泣。我只是握住她的手。

当丹妮尔掌握了正念并允许情绪出现时，她得到了解脱。躲藏了这么多年，她终于可以放松了。

深刻地感受痛苦当然不会令人愉快。痛苦会让人感到非常脆弱和受伤。快乐是很棒的感受，但它也会消散。情绪会来也会走。然而，不管是好是坏，情绪都是你人生中重要事情的标记。丹妮尔从那次谈话中走了出来，并已经为其他重要的改变做好了准备，包括分享更多的自我，解决更深层次的恐惧。你已经开始这么做了。

记住，正念与当下紧密相连。正念技术的关键是“是什么”而不是“做什么”。正念始于觉察。当情绪出现时，你会说“我觉察到我很难过”“我觉察到我很孤独”“我觉察到我感觉解脱了”。就像你虽然在黑夜中无法看清远处的光，但朝着光的方向走就足够了。当你安全地靠近那种情绪时，你对它的体验会更加深刻。

反思 25：练习正念

你可以在任何时候使用正念，体会坐在椅子上的感觉，或者慢慢品味你正在吃的食物。冥想只是专注的一种练习。市面上有很多正念和冥想的应用程序可用，如 Headspace、Calm 和 10% Happier，它们将帮助你排除任何可能的干扰思想，以及定住正念人士所说的“心猿”，也就是像猴子一样不断跳跃转变的思维。

这本书引用了乔·卡巴金（Jon Kabat-Zinn）的理念。他是正念领域的著名专家，他的网站上有不同主题和不同时长的冥想和正念练习。请去选择一个，并开始练习。通过这种练习，你会获得对自己思维能力的信心。练习会帮助你变得更好，但记住，完美是不可能实现的。

我们将在后面的章节中使用这种正念练习。在下一阶段，我们将讨论承诺阶段。这是你在治疗隐性抑郁的过程中面临的主要问题之一，我们将讨论继续这段旅程对你的潜在利弊。

第五章
做出承诺：改变可以发生

“我害怕做出任何改变……如果我失败了怎么办？”

> 唧唧朝着黑暗深邃的通道中望去，又有一阵恐惧袭来。前面有些什么？是不是什么都没有？或者更糟，里面潜藏着危险？他开始想象各种可能降临到他头上的可怕的事情。他越想越害怕，快把自己吓死了。
>
> 忽然，他又觉得自己真的可笑，他意识到，他的畏惧只会使事情变得更糟糕。于是，他采取了当他无所畏惧的时候会采取的行动，他朝一个新的方向跑去。
>
> ——斯宾塞·约翰逊（Spencer Johnson）
>
> 《谁动了我的奶酪？》（*Who Moved My Cheese?*）作者

承诺包括口头许诺和你与某人某事之间的协议，比如对婚姻的承诺、对工作或事业的承诺、对孩子的承诺。这些都是对你来说很重要的事。它非常重要，让你对它有一种特别的责任感。你会为之全身心投入，你会感到义不容辞，你会愿意付出时间和努力来兑现它。

你对治疗隐性抑郁的努力是对自己的承诺。

所以，让我们以一项反思来开启本章内容。

反思 26：想一想承诺

到现在为止，你已经能很熟练地进行这些反思了。你其实已经做了很多承诺！让我们看看在你的一生中你都对哪些事物做出过承诺。

列出这些年来你感到有责任去实践的想法、有责任去奋斗的事业、有责任去参与的组织、有责任去为之付出的人。这些可能基本保持不变，也可能发生了很大的变化。写下你从中学到的东西。并不是所有的承诺都能实现，但肯定有一些能够实现。这些承诺是否让你无暇自顾？

什么能帮助你坚持承诺？你放弃了哪些承诺？又是什么让你做出了对隐性抑郁的承诺？

阻碍承诺的绊脚石：否认和羞耻感

正如我们在前面讨论过的，否认会干扰觉察与正念。它和对羞耻感的恐惧是承诺的两个主要障碍。除了这两个，还有什么阻碍了你？

以下是与完美主义密切相关的五种行为：

- 对某人或某事有非常严格的承诺，一旦你有动摇的想法，你会感到羞愧并无法继续。
- 从一个过难的目标开始。
- 独来独往，从来不追问自己需要什么。
- 压力增加时会因放弃熟悉的应对策略而感到恐惧。
- 有其他因恐惧和压力而恶化的精神问题。

接下来让我们来谈谈具体如何应对这些阻碍你的绊脚石。

将严格的承诺重新定义为意图

为了治愈，你的行为需要改变。但如果承诺做出改变成了另一件需要完美地完成的事情，那么当你犯了错误或遇到了困难时，你就更有可能放弃整个过程。为了解决这个问题，让我们将

“承诺”重新定义为“意图”。

承诺包括保证和责任感。它很容易变成一种衡量成功与失败的严格标准，就像这种想法：“我已经做出了这个承诺，所以我必须坚持下去，不然我就是失败的。”

意图是一种目标或目的，但在本质上更灵活。意图会带来一种柔和的专注感。这是一种对承诺的选择——但有一点儿回旋的余地。你可以在这个过程中保持开放的心态、接受新鲜的信息，并随时决定你的意图是否需要改变。

丹·西格尔（Dan Siegel）在他的《意识：活在当下的科学与实践》（*Aware: The Science and Practice of Presence*）一书中讨论了当你专注于所谓的“善意意图”（kind intention）时，什么变化会出现：“意图引导大脑产生恶意或善意的情感，并塑造我们身体的内部运作方式和我们人际关系的内在联系……意图的作用方式决定了注意力的去向、神经元的放电以及人际关系的发展。”

我无意过多探讨神经生物学或哲学，因为这可能会让我们迷失在其中。然而，想想你如何处理曾经的承诺是很有趣的。你能从你的笔记本中发现什么关于承诺的信息？曾经的承诺是否变成了一项沉重的责任？你是否因为自己做得不够完美而放弃（或隐藏）了？

责任本身并不是坏事，不要误解我的意思。你的承诺体现了你的价值观。价值观决定了我们与他人是相似还是不同。然而，由于完美主义在你身上根深蒂固，在对承诺的调整上，你不仅需要考虑你想在自己身上改变什么，还要考虑你想如何改变它，并且你要带着善意去做这件事。

如果你有做某事的意图但没有成功，你可能会感到内疚（“行为”是失败的）而不是羞耻（“自我”是失败的）。但是，意图很狡猾。像你这样的完美主义者甚至可以把意图的失败变成自我厌恶的理由。

我一生都在与完美主义做斗争。它甚至可以侵入我的日常想法或行为。我举一个例子。在某一天下午晚些时候，我想起来我计划（有这个意图）给一个正在处于困难时期的朋友打电话。但我一整天都在接待来访者，所以坦白说，我忘了打电话的事。此刻，我对自己的鄙视和责备像喷泉里的水一样喷涌而出。事情发生得非常快，我几乎意识不到批评的声音已经主导了我的想法。好在我及时制止了它。“等等，鲍勃。”我对自己的小精灵说（还记得批评你的小精灵的名字吗？我的是“鲍勃”），“我会把这件事记下来，确保明天做到。我喜欢做一个在他人有困难时伸出援手的人。我将继续努力，会考虑得更加周到。所以，请安静吧！”

希望你能看出我让鲍勃冷静下来时对自己的善意。我有联系朋友的意图，但同时我是一个健忘的人。非完美主义的做法是让我的失望增加我明天完成任务的意愿，而不是让羞耻感把我困在自我批判的泥潭里。

这里你最需要注意的一点是什么？一旦你犹豫了、犯错误了、忘记了，或者只是一时失去了信心，你就会立刻放弃，因为那时你会因被羞耻感包围而无法前进。你会不可避免地回到完美主义的行为中。有时连表达你的感受都会十分困难，更不用说在这时使用正念了。我听过许多患有隐性抑郁的人说：“我讨厌花这么长时间才得到这个成果。我们已经为此努力了好几个星期了。”这需要时间和耐心——大量的耐心，以及对自己的善意。

记住，这不是一件你必须完美地完成的事情。

反思 27：检查我的意图和承诺

自由地写下你如何看待意图与承诺这两个概念。你可能会有这样的想法：“她在说什么？难道承诺是坏事吗？承诺体现了我的价值观，我不会放弃它。”如果需要，你可以把它们写下来，看看这些想法会给你带来什么感受。由于你在与十分强烈的责任感做斗争，你可能很难采取一种更善意、更灵活的态度来处理你的意图和承诺。

说出你认为你有哪些承诺，又有什么意图。这两者有什么不同？如果你有时无法遵守承诺，你会怎么办？这和你的完美主义有什么关系？

对自己更宽容一点儿是什么感觉？如果让你批评自己，你想说什么？花点儿时间去体会这些想法给你带来的感受。

从最简单的目标开始

因为你是一个完美主义者，你可能会有一种冲动，想从你能想到的最具挑战性的目标开始做一件事。但是当任何人开始改变的时候，首先设定一个最难的目标通常不是什么好主意。你应该设定一些较易完成的小目标，这能为你建立自信心。记住，你的目标是希望和成功。

为了帮助你设定目标，请把你的笔记本翻到对反思 12 的回答，在那里你写下了你最难改变或最依赖的隐性抑郁特征或表现。找到你给出 1 分的表现。（如果你给“伴有其他心理疾病”打了 1 分，请跳过这一项，转到你打了 2 分的表现，我们将在稍后讨论其他心理疾病问题。）

你现在需要做的是鼓励自己建立稍微改善这个表现的意图。例如，如果这个表现是不断地回忆生命中发生的好事并为此感恩，这样你就不会“为自己感到难过”，那么请开始思考如何挑战这个习惯。

现在，你只想象自己将要做出改变。坐下来，和你的想象共处。想象你已经建立了这样的意图并且为之不断努力，注意你的情感发生了什么样的变化。

反思 28：实现目标

在这个反思中，你要清楚地确定哪个表现最容易改变，以及它的替代行为。例如，如果你想要改变的表现是“特别关心他人是否幸福，但忽略了自己的感受”，那么你的替代行为可以是允许自己向他人分享那些令你失望或伤心的事情。

你的目标就是让自己变得真实且脆弱。为了向目标靠近，你可以发短信给一个朋友，问问她是否愿意和你一起喝杯咖啡，你有意图告诉她你读了这本书。如果你还在挣扎，或者还不敢暴露你的脆弱，也不用担心，但至少要有这样的意图。还记得那句“罗马不是一天建成的”吗？要有耐心和坚持。你总能找到时间做到这些的。祝你好运！

勇敢地寻求帮助

你这辈子几乎没有寻求过帮助，即使有，次数也很少。你已经习惯了什么事都自己一个人去做。你努力工作是为了让自己成为一个独立自主、不依赖外界的人，一个团队中的问题解决者，或者一个独当一面的人。你相信自己有能力帮助别人。你的完美主义驱使着你隐藏任何可能出现的问题，特别是那些让你感到困惑或迷失的问题。你能拿起这本书，这本身就是一个小小的奇迹。甚至在某种程度上说，接受这本书的帮助也会让你觉得自己失败了。

但是什么事都独自去做是你踏上治愈之旅的另一个主要绊脚石。你正在与隐性抑郁做斗争，部分原因是你没有向支持你的人寻求帮助，告诉他们你的需要。现在是时候建立起你自己的支持网络了！

处理你过去遭受的任何创伤都是非常困难的工作。你甚至会害怕看到“创伤”这个词。你可能会想，“我不会使用这个词，它对我来说太夸张了”。但请记住，多年来你一直在逃避面对痛苦，而且这很难改变。为了帮助你认识并改变逃避和忽视自我的习惯，我在书中讲述了那些掩饰真实自我的人的故事。当你读到他们的故事时，你是否感受到他们的痛苦、失去，以及难以言表的悲伤？我打赌你会感受到的。这就是创伤！请用同样的标准来衡量你自己。

请允许我分享我自身几年前的一段经历，请记住，我自己也有完美主义倾向。

玛格丽特的故事：找到出路

我和一群心理治疗师去拜访一个精神疾病治疗中

心。该中心希望我们能亲身体验他们的项目，并参与到为患者提供的活动和课程中。这对我来说十分有吸引力。

在第一天晚上，晚饭过后，我们被带到两扇紧闭的大门前。我们被告知要进入一个只有一个出口的迷宫中。他们向我们保证迷宫有出口，我们的任务就是找到出口。然后我们被蒙上眼睛，由另一个人领进迷宫。一根像绳子的东西被放在了我的手上。

迷宫中有一些规则：不能放开绳子或从绳子下面走，只能顺着绳子走，直到找到出口。我们被要求完全保持沉默。如果认为找到了出口，或者需要什么东西，我们可以举起另一只手示意，等待有人来找自己。

这里的背景音乐是轻音乐。我们笨拙地撞在一起，略带紧张的笑声传遍了整个房间。我在迷宫中四处穿行，就像没有尽头一样，我试图在脑海中想象出一个地图，我要去哪里、我去过哪里。但我始终找不到出口。我想到一个绝妙的方法，于是举起了我的手。

“我已经到达出口了吗？”我问道，我认为打破规则可能就是“出口”。

“没有。”

我又试了一次。越来越多的人找到了“出口”，正在小声地交谈。我变得焦躁不安，对自己很恼火。

我又举起了手。“答案是没有出口吗？”

“不，玛格丽特，请继续行进。”

我变得越来越激动，越来越情绪化。这是令人尴尬的。突然我停了下来。我知道，这是我最后一次举起手。

我含着眼泪低声说：“我需要帮助。”

这就是出口：承认我需要帮助。这非常简单，却很难承认。我太过执着于达到目标，执着于让自我得到肯定，执着于用我自己的头脑解决问题，因此向他人寻求帮助这个简单的答案被忽略了。这是一堂很重要的课，不仅对我这个治疗师来说，对我这个人来说也是如此。这是非常动人的经历，让我在那个周末对别人更加开放了。

我们都需要帮助。没有人是一座孤岛。为了帮助你和更多的人，那些经历过隐性抑郁的人将他们的故事分享了出来，我将这些故事写在了本书中。总有一天，你也会帮助别人。

反思 29：生命的迷宫

再次翻开你的笔记本，写下你认为自己可能经历过的迷宫。你有过类似的经历吗？如果有，你是否也曾因不肯求助而焦虑万分？当你看到他人纠结于是否求助时，你是什么感受？

更概括地说，你是善于向外界寻求帮助的人吗？也许是，也许不是。在事后看来，只要向外界求助，一些事就能轻松解决，但你却不愿开口求助。你有过这样的经历吗？如果有，试着回想并写下来。是什么阻止了你求助？现在再让你求助，你会怎么做？

向他人寻求帮助是一回事，但是向知心朋友分享你的治愈之旅是另外一回事。你们可以交谈，可以互相提出真诚的建议，可以互相安慰、互相帮助，这对你的承诺和意图的良性发展至关重要。你可能还没有准备好。如果你没有准备好，那也没关系，但我希望你能温和地考虑其重要性。你肯定会想要改变孑然一身的生活。如果你开始着手改变，即使每次只做一点儿，你也将学会如何更充分地参与人际交往，并感受到与他人更多的联系。

你和谁一起开启你的旅程并不重要，重要的是，你要按照自己的节奏开始。你可以从你的核心圈里的人开始。你也可以从一个你认识的可以提供指导和支持的人开始，比如你的心理治疗师。

平衡变化与稳定

在挑战你熟悉的完美主义和隐性抑郁模式的过程中，你必须在改变和稳定之间找到安全的平衡。想想大家都在玩的叠叠高游戏[1]。获胜的策略在于仔细评估移走哪块积木不至于使整个建筑倒塌。

患有隐性抑郁的人就面临这样的挑战。你将决定从哪里开始改变，然后慢慢地，怀着对自己的同情心，一块一块地拆掉这个人格，用一个更健康、更开放、更脆弱的自己来取代它。你不用进行得太快。我再次提醒你：这些行动都有一个共同的目的，那就是让你变得更好。而当你开始改变时，你很可能会感受到强烈的情感以及一直被掩盖的痛苦记忆。

让我们简单地谈谈劳拉的故事。她是一个很好的例子，展示了开始改变的过程，以及你在这样做时能发现什么。

劳拉的故事：积极改变的后果

劳拉是一位 50 多岁的女士，多年来一直处于一段具有虐待性的关系中。为了维持表面的和谐，她一次又一次在与丈夫之间的冲突中妥协。她把精力都放在抚养

1　叠叠高是一款经典的益智积木游戏。在游戏中，玩家交替从积木塔中抽出一块积木，直到积木塔倾倒。

孩子、做社区志愿者，以及经营一家室内设计公司上。她经常为那些负担不起她的服务的人免费工作，她的慷慨在全市闻名。

作为她治疗工作的最佳起点，她选择挑战自己承担过多责任的习惯。她笑着说："我的改变并不是很多。在这个月我去参加了公司会议，所以没能去参加社区慈善拍卖的志愿活动。在志愿者将拍卖品一一准备好，并有条不紊地进行拍卖活动的时候，我却只是在会议室坐着。"

然后她继续讲述她离开会议后发生的事情。"我回到了车上，突然间，我的眼里充满了泪水。我感到羞愧。其他人和我一样忙，但只有我错过了志愿活动，我应该尽自己的一份力。然后我阻止了自己这样想。为什么我总觉得我必须做更多？"

随着治疗工作的深入，这个问题的答案逐渐变得清晰起来。劳拉从小就被收养，养父母对她宠爱有加。然而，他们也会提醒她，她是多么幸运——如果没有被他们收养，她就不会拥有现在所享有的一切。劳拉从小就被灌输一种理念，即她的价值并不存在于她自己身上，而是来自他们的慷慨。这种逻辑是无可争辩的。理性地说，这些说法是事实，他们收养了她。但是，劳拉不用无止境地感恩父母的收养。

就在那一刻，劳拉开始意识到，她之所以需要在别人身上投入无穷无尽的精力，是因为她小时候的不安全感。她终于明白，她不用向谁证明什么。她值得被爱。仅仅是坐在那里，她就打开了通往深刻的自我洞察力和自我同情的道路。

在你继续这段旅程时，这样的顿悟和连接极有可能随时发生。我们稍后会讨论如何建立这些新的顿悟和连接，并应对随之而来的痛苦。现在，让我们讨论一下在你平衡改变和稳定的过程中可能会出现的一些“瓶颈”。第一，我们谈谈你对微小但重要的进步的习惯性忽视。第二，在让你感觉更好之前，我们看看你的感觉在哪些方面会更糟——这是任何改变中常见的过程。

承认微小但重要的改变

我前面说过，现在我再说一遍：你是一个完美主义者，小的进步和改变很容易被你认为是微不足道的。这只会让你感到羞愧，并且阻碍你继续前行。请不要轻视你正在做的事情。承认你正在进行的改变和取得的进步是非常重要的，不管它们对你来说有多“小”。

你是否注意到劳拉是如何贬低她的进步的？尽管她做出的改变其实是相当重大的，但她说：“我的改变并不是很多……”这种态度会破坏承诺和意图，所以请注意你的这种倾向。再次提醒，对于隐性抑郁患者来说，刚开始改变时的风险是巨大的。请把这些微小但重要的改变看作“重塑”你自己的砖瓦，正是通过一砖一瓦的堆砌，你才能重建对自己的认知和他人对你的看法。

反思 30：开始阅读这本书以来，你得到了什么启示？

请回到反思 9，重读你写过的东西。我仍然不希望你从中拿出任何东西，但我希望你问问自己，储藏室中是否有你在之前看不到而现在能看到的东西？或者，你现在对在反思 9 中写过的东西有没有新的思考？

你不需要擦掉或改变储藏室中的任何经历，只需要在笔记本中写下或画出一个更新的版本。在新的版本中，储藏室也许会和之前有所不同。如果它没有变化，那也没关系。

在变好之前可能会感觉更糟糕

在治疗中，我经常听到这样的话：“我现在感觉比之前更糟了。”虽然这听起来不像是对治疗或对我服务的认可，但它反映了变化是如何出现的。当你对熟悉的信念系统发起挑战时，这势必对你产生很大压力。你选择放弃对自己的严格控制，你可能会为此感到不舒服、烦躁和困惑。那些你曾经以为自己知道的东西，你现在不知道了；那些你曾经熟悉的对生活的感觉，你现在怀疑了。这一切都可能让你在一段时间内非常不安。

因为压力实在太大，有些人在这个关头放弃了治疗。这就是他们生活的现状。当这种情况发生时，我会努力予以尊重和支持。但是，你的感觉在好转之前变得更糟是一个正常的过程。

由于这是你自己的旅程，由于你正尝试通过阅读和写作来获得一种新的生活方式，感觉更糟可能会令人非常失望。你的伴侣或配偶可能会注意到，他们可能会问："你看起来有些不对劲，发生了什么事？"

在这个时候，人们可能会倾向于退出这个循环，回到自己熟悉的地方。希望下面这个反思能帮助你坚定决心，使你继续前进，即使你感觉很糟糕。还记得本章开头引用的"唧唧"的话吗？

反思 31：使用座右铭

本书要求你做的第一个反思是创造一句座右铭，一句能激励你向目标前行的话。现在请重温一下这句座右铭。

根据你目前获得的知识，你可能想改写它，或者它仍然对你非常有效，又或者你当时没想出来，现在临时再想一句。无论如何，把你的座右铭贴在浴室的镜子上，贴在你工作的桌面上，贴在你的手机背面，或者任何你认为能够提醒你的地方。这种自我激励可以帮助你在短期的迷茫和挣扎时提醒自己前进的方向。

解决你可能患有的其他心理疾病

你可能还记得，隐性抑郁的十大特征之一是可能伴有其他心理疾病，如进食障碍、焦虑症、强迫症或成瘾问题。而这些心理问题可能都包含对保持控制的执念、对失去控制的恐惧，或对逃避焦虑的需要。而且它们可能会影响你的治疗意图。因此，它们必须被解决。

在上一章中，丹妮尔是一个很好的例子，她的故事说明了在这个过程中，心理疾病可能会恶化或表现得更加强烈。如果过度担心、强迫行为、厌食或暴饮暴食以及药物或酒精成瘾是你处理压力的常用方法，那么保持你稳定的情绪状态将更加困难。（如前所述，如果你感觉状态越来越不稳定，请立即寻求专业帮助。）

如果你还没有为其他心理疾病寻求治疗，或者它目前正处于活跃期，那么在你更多地投入这项治疗工作之前，请优先考虑处理这个问题。你必须对自己百分百诚实，问问自己是否本末倒置地过于关心隐性抑郁而忽略了其他心理疾病。这并不是说完美主义本身就不会有破坏性和危险性。我们已经认识了完美主义的危害。但你最好尽可能在情绪和精神稳定的时候开始治疗工作，尤其是这种自我指导的治疗工作。

反思 32：评估我的稳定性

请花点儿时间考虑你在情绪和精神上的状况。在你的笔记本中回答以下问题：我现在是否正在经历某种生活危机？如果是，危机是什么？我可以做些什么来有效地减轻它的影响？我身上存在哪些精神问题？

如果你不确定，请花些时间思考（如果你想阅读其中一些心理疾病的诊断标准，可以跳到第九章）。你的状态是否足够稳定以继续进行自我指导的旅程？如果你认识到自己有强迫症、焦虑症或者成瘾问题，在治疗过程中你需要识别哪些警告信号来提醒自己治疗进行得过快了？你应该在何时寻求医疗或心理健康指导？

再想想丹妮尔的故事。她的清洁行为变得无法停止，她的厌食症也在恶化。这些对她来说都是警告信号。如果你正在接受治疗，请与你的医生或治疗师交谈，确保你在治疗隐性抑郁期间的稳定性。

在下一章中，我们将详细讨论如何调整自己的思维，并挑战那些不再适合你的生活信念。你在向自己敞开心扉。这不仅是激动人心的，而且是十分令人钦佩的改变。

第六章
对抗规则："必须做"与"不能做"

"我对自己太苛刻了。"

> 我们可以轻易地成为消极思维的囚徒，同样可以轻易地成为所谓的积极思维的囚徒。它也可能是狭隘的、支离破碎的、不准确的、虚幻的和错误的。
>
> ——乔·卡巴金
>
> 《正念：此刻是一枝花》
>
> （*Wherever You Go, There You Are*）作者

在对抗这个阶段，你将用到正念的技术，它将帮你意识到你在多么严格地遵循某些规则。你可以想象自己生活在一个盒子里。你有一张长长的"必须做"和"不能做"清单，最初这些清单上的规则可能对你的情感生存是必要的，但现在它们已经控制了你的生活。它们在你周围筑起了墙，把不愉快的情绪和记忆挡

在外面，同时也把你困在里面。这一章将鼓励你更加积极主动地将你在本书中获得的知识和技能付诸实践，并开始在生活中创造一种选择感。随着你扩大自我觉察的范围，这些工作可能需要更多的时间，可能在处理某些问题的同时又有另外的问题出现。这是一项艰巨的任务，所以深吸一口气，把你的笔记本拿出来，让我们开始吧。

反思 33：此时的感觉是什么？

当你进行下一步的时候，花几分钟的时间记录下你的思维和内心发生了什么。大声地说："今天我要开始挑战我的思维方式。"现在听一下你的批评或自我怀疑的声音是否又在你耳边响起。它们是否会告诉你"这太难了"或者"这会扰乱你的生活"？

注意恐惧或焦虑情绪的侵扰，试着克制自己，不要让情绪放大它们的力量。仔细检查你的恐惧是否合理，并写下理性的回应，比如"是的，这很难，但我以前经历过更难的事情"或者"它可能会暂时扰乱我的生活，但现在的生活方式让我很痛苦"。

你可能想在继续前进的时候再念一遍你的座右铭。

正如前面提到的，记住这个阶段（对抗）与下个阶段（连接）高度交织，这非常重要。将精神与情绪完全区分开来是很难的，但为了本书的目标，我们将尝试进行这一任务。精神上的改变可能会为你带来全新的情绪。这些情绪是很重要的线索。现在，请把这些新的情绪反应记在你的笔记本中。

去粗取精：告别破坏性信念

让我们来谈谈"规则"和"信念"之间的区别。"规则"是行为的限制。"信念"是你认为真实的东西。这两者是交互的。信念可以定义你所遵循的规则，而你所遵循的规则可能会限制或扩大你的信念。例如，你可能有"无论发生什么事，我总是面带微笑"的规则，这与"如果我不笑，人们就不会喜欢我"的信念有关。

有成千上万的信念可以定义你的隐性抑郁。你的信念对你来说是独一无二的，它来自你的家庭、文化、导师、祖国、性别、性取向、经历、创伤，以及任何影响你的信念和眼界的事物。

这一阶段的目的是帮助你判断某个规则或信念是否对你有建设性和帮助。如果你的信念经得起重新评估，并能帮助你过上充实的生活，那么它就是一个守护者。如果不能，那么它就是一个破坏者，你要开始挑战它，分析它对你有什么样的影响，并逐渐解除它对你的限制。

这是你在本阶段的工作，也是你余生的工作。就算你在读这本书时除了挑战对你不利的信念什么也不做，我也很高兴。这种改变非常重要。

你希望新选择将给你带来什么？

如果可以不遵守隐性抑郁为你设置的严苛规则，你想在生活中得到什么？你现在可能不清楚自己想要什么，但你一定知道自己不想要什么。你的新信念到底会给你带来什么样的生活？这条路能否让你不再隐藏？

试着完成这句话："当现有的规则不再束缚我时，我想过________的生活。"

我自己的座右铭之一是，"过程比结果重要"。你在过程中学到的东西是真正的财富。过去并不重要，重要的是你开始以一种全新的、充实的、宽容的方式去体验人生。

当然，我们也不能错误地认为你能轻松地完成这些。你的旧规则可能隐藏在阴影中，找出它们已然是一件困难的事，也许仅是质疑它们便会让你感觉不舒服，或者让你觉得对某人或某事"失信"了。我们已经讨论了你可能会遇到的障碍。现在你要重新审视那些曾经保护过你，但现在成为束缚的信念和规则。改变这些可能会让你感到危险，甚至恐惧。当你试图使用新的信念解决问题时，你的大脑可能会一片空白。

下一个反思将提供一个对你有帮助的方法。

反思34：我要去哪里，我要挑战什么信念才能到达那里？

这里有十个你可能想要到达的目标，它们与隐性抑郁的十个特征相对应。中间一栏中是一些对你来说可能听起来很熟悉的自我毁灭信念，最右侧这栏中是一些对你有益的自我成长信念。你可以把它们变成你自己的——对它们进行适当改编从而应用于你生活中的某些特定情况。记住，重点在于过程，而不是目的。

十个前进的目标	自我毁灭信念	自我成长信念
1.我想摆脱完美主义的束缚	我必须看起来能胜任任何事	我可以接受自己有时会犯错
	我可以焦虑，但我绝不能抑郁	我可以承认我感到抑郁
	羞耻感让我不轻易改变	羞耻感会困住我
	我必须承受压力，否则我会变成一个废物	我不必强迫自己去完成任务
2.我想让别人承担一些责任	我需要保持掌控事物的感觉	我乐于助人，想要体验成为团队的一员
	我不能让其他人失望	对其他人说"不"是可以的

续　表

十个前进的目标	自我毁灭信念	自我成长信念
3.我想要学会应对情感痛苦	如果我感到受伤，就会一发不可收拾	我能学会如何处理情感上的痛苦
	我不感情用事，我不喜欢那样	虽然我会感到害怕，但我会直面恐惧
4.我想远离忧虑，走向平静	我的担忧保证了我爱的人的安全	我的担忧会让我无法做任何事
	如果我不能掌控局面，我就会显得软弱	我的控制欲越强，我就会越孤独
5.我想用创造力和娱乐来为我的生活增添色彩	我一刻也不能放松	我想更多地关注自己的身体状态，让自己在该休息的时候好好休息
	我喜欢有标准答案的事情	我想更多地发掘我的创造力
	我必须时刻都有事做	我想学着享受当下
6.我想允许别人进入我的情感世界	别人会认为我是累赘	我可以给别人做倾听者的机会
	我的价值取决于我能为别人做什么	健康的关系不仅包括给予，也包括索取
	把聚光灯对准自己也太自私了	自我意识和自私是不同的
7.我想学习自我同情	如果把发生在我身上的事情和其他人相比，那我身上的事就不值一提了	发生在我身上的事也很重要
	过去的都已经过去	我能感受到过去的痛苦，这很重要
	这种情况只发生过一次	我会重视发生在我身上的任何事

续 表

十个前进的目标	自我毁灭信念	自我成长信念
8.我想认识并管理我的健康问题	我的焦虑并没有失控	我知道我的症状有多严重
	寻求治疗意味着软弱	揭示真正的问题让我获得力量
9.我想同时关注事物的两面	我拒绝自怨自艾	有得必有失，有失也必有得
	保持积极是我的精神支柱	死板的积极让我避免脆弱，但我想选择脆弱
10.我想培养关系中的脆弱性和亲密性	现实生活不是电视剧！	现实生活像一团乱麻，但这没有关系
	现在改变我们的关系是不公平的	所有健康的关系都会改变和成长

请记录下看到这里时你的感受。试着对自己复述这些自我成长的信念。那是什么感觉？你觉察到你的想法有什么变化吗？重温本章前面的陈述："当现有的规则不再束缚我时，我想过 ________ 的生活。"你现在的答案是什么？或许你现在没有答案，你觉得你在何时能回答这个问题？

如何识别僵化、自我限制、具有破坏性的信念

心理专家们写了很多关于认知行为疗法（Cognitive Behavior Therapy，CBT）的书，概述了不同的抑郁症中的非理性信念。对

认知行为疗法的解释最简单的版本是：情绪源自你对自己说的话或你对某事的信念。改变你消极或非理性的自我对话和想法，你就能改变与这些想法相关的情绪。改变你的情绪会极大地影响你的行为，并给你带来更健康幸福的生活。

经典的认知行为疗法指南是戴维·D. 伯恩斯（David D. Burns）的《伯恩斯新情绪疗法Ⅱ》（*The Feeling Good Handbook*）。另一本是迈克尔·雅普科（Michael Yapko）的《打破抑郁模式》（*Breaking the Patterns of Depression*）。这两本书都指出了导致抑郁症的常见认知歪曲，并建议用认知行为疗法中的“理性”想法和信念来取代它们。本书不需要再重新论述已经被专家研究和讨论过的东西。我建议你拿起这两本书中的任何一本，看看在你自己的思维可能发生了哪些具体的偏差。

为了我们的目的，我们将认知行为疗法和家庭系统治疗（family systems therapy）的概念和技术结合在一起。很简单地说，家庭系统治疗就是关注你的原生家庭在过去和现在对你的影响。让我们看看这会对我们的隐性抑郁治疗工作有什么启发。

如何评估你的信念

现在让我们看看如何对你的信念进行评估。评估过程分为四个步骤，每一个步骤都有自己的启示和反思。

步骤 1　确定你行动（或不行动）背后的规则

规则通常存在于你被教导的行为或者你认为自己必须做的事情中。这包括你的情感生存策略。例如，你可能已经学会并遵守了诸如“必须一天刷两次牙”和“必须对兄弟好”这样公开的规则。也有其他的规则从来没有被公开说出来，而是潜移默化地影响了你。我家里的一条非公开规则是“公开表达愤怒是不对的”。虽然没人这么跟我说过，但我家从来没人在家里表现出生气。如果我这样做了，我就会被送回房间关禁闭，直到表现得好一点儿。我在七岁的时候才听到过一次父母之间的争吵，那时我确信他们马上要离婚了。

你的文化背景、信仰、学校环境，这些是在家庭之外培养你的信念和规则的因素。你作为一个男人或女人在社会和家庭中应该持有什么观念、需要遵守什么规则，这些都等待你来探索和学习。记住，有些信念和规则是对你有益的、积极的。你的任务是找出那些逼迫你保持完美、让你回避情感痛苦以及给你带来巨大压力和孤独的信念和规则。

让我们来谈谈创伤。如果你有被虐待或被忽视的经历，或者听到了过多严厉和批评的声音，这些声音影响了你对自己和对他人的看法，你可能会想，“我不能相信任何人”“一切都怪我”。这些观念的牢固程度取决于许多因素。

在存在虐待情况的家庭中，规则是令人恐惧的和随意变化的。它们的目的是控制，毫无道理可言。也许你被愤怒的父母贴上“坏孩子”的标签，并且他们告诉你“坏孩子没有饭吃”。即使你很努力地要做个“好孩子”，你也只能挨饿。

有时候规则就是为了引起混乱，它们会在没有征兆的情况下随意改变。有一天，你被允许玩电脑。没多久你就不能玩了，但没人解释这是为什么。一旦你不遵守这些不断变化的规则，你就会受到严厉的惩罚，这让你感到困惑和恐惧。

还有一些规则是为了掩盖正在发生的事情而设定的，这些事情可能是虐待或者忽视。没人说起爸爸喝酒的事，而且不知为什么，你明白还是不谈论这件事比较好。当冰箱里没有食物，但有足够的啤酒时，你知道你不能抱怨。

如果你遭受过虐待，我建议你与治疗师合作，他可以帮助你处理被尘封起来的虐待记忆以及相关的信念和情绪。请认识到，这本书的重点不是治疗身体或情感方面的创伤。相反，它关注的是完美主义。但我们不能假装这两者之间没有联系。事实上，它们之间的联系非常紧密。

公开的和潜在的规则随处可见，如果它们受到挑战或被打破，就会导致巨大的情绪反应。马克对家庭“团聚”的定义一直没有受到检验，直到妻子的家庭背景让他拓宽视野。

马克的故事："在一起"应该是什么

马克小时候，每年冬天他们全家都会去滑雪。叔伯姑姨、外公外婆、爷爷奶奶、兄弟姐妹，任何能够走路的人都会参加一年一度的山区度假。度假期间的规则是所有人都一起做每件事。

在度假过程中，所有的决定都由集体做出，比如在哪里吃午饭、做什么活动。大家一起进行游戏，一起坐在炉火旁闲聊，一起做饭，一起打扫。对马克来说，这感觉简直太棒了。他记得度假期间家人亲密无间。作为一个成年人，他希望自己的孩子也能有同样的经历。

然而，马克的妻子在一个独立性更强的家庭长大。她对这种"人人为我，我为人人"的规则有点儿恼火。有一年她提议，他们休几天假，只和自己的孩子在一起。马克在理智上认为这是个好主意，但他感到一种强烈的对于没有忠于家族的羞愧感。他想："我是不是太过自私了？是不是不懂感恩，不关心父母的感受？"一个家族中的潜在规则似乎在对他说："你应该让所有人都参与进来。"为了与妻子、儿子和女儿享受家庭时光，他不得不与强烈的羞愧感做斗争。

马克的家族对他这次休假的态度是隐晦的，因为没有人应该表现出失望。可是后来他听到母亲说他妻子的原生家庭不够“亲密”。当马克的小家庭休假结束后，他、妻子和孩子们回归到大家庭，一切都很愉快，但没有人提起他们在外的日子。马克的情绪很复杂。他解释说：“这就像在和幽灵搏斗。虽然看不见，但我知道人们的期待是存在的，而且非常真实。”然而，在脱离大家庭期间，他也有一种难以言喻的自由感。

无论是公开的还是潜在的规则，它们对家庭中的认同和理解都是至关重要的。你小时候家里的规则是什么？

反思 35：觉察到公开的和潜在的规则

这是一项需要耐心的练习。因为每当你觉察到一条公开的或潜在的规则时，可能还有另一条隐藏在阴影里，等着你感到安全时或内心足够强大后去发现。花点儿时间写下你从家庭、文化或环境中学到的你最为遵守的规则。你可能需要把每一个规则都写在单独的一页上，因为接下来的几个反思将建立在它们的基础上。

当你写完了以后，把你已经不再遵守的规则圈起来。在那些你仍然遵守的规则旁边画上一颗星星。当你写下这些规则时，什么感觉浮现出来了？呼……这是一项伟大的工作！

步骤 2　评估每一个规则或信念此刻是否对你仍然有用

这一步可能会很困难，因为你的想法会非常扭曲，可能看起来是对你有益的。事实上，你十分擅长否认和忽视痛苦，甚至可以让任何事情看起来都是健康和有建设性的。所以，一个很好的评估方法就是问问你自己，我会把这种信念传递给我的女儿或儿子吗？或是以这样的规则去要求一个好朋友？如果答案是一个毫不犹疑的"不！"，那么这是一个重要的提示——你不应该把它应用到自己的生活中。如果你认为自己无法准确判断规则的合理性是否被扭曲，你可以与你信任的朋友一起实践这个规则，看看它是否合适，并寻求客观的反馈。

大多数自我毁灭的规则包括绝对原则：应该、必须、永远、从不。这些非黑即白的词忽略了一个事实，即健康的反应往往是灵活的、针对具体情况的。也许在某些情况下，你的规则是最佳的，你可以选择在合适的时间和地点采用它。重要的是，现在你要做出自己的选择，而不是遵循他人过去给出的命令。在开篇的引言中，乔·卡巴金指出，积极的僵化思维和消极的僵化思维一样具有破坏性。现在，你可以决定在当前的环境中哪些规则是有益的，哪些是有害的。

有一个古老的故事可以说明这一点。

加布里埃尔的丈夫杰夫看着妻子把火腿从包装里拿出来，将尾部切掉一大块，然后再放进烤箱烤。

“你为什么这样做？”他问道。

“你懂我的，我不知道原因，但我妈妈总是这么做。”

加布里埃尔打电话问她妈妈：“你为什么每次烤火腿都要切掉一大块？”

她妈妈回答说：“我不记得了。我只是一直像我妈妈那样做。”

现在他们两个都想和诺妮外婆谈谈。当他们向诺妮问起时，诺妮大笑起来。她解释说：“我把它切掉一块是因为当时我唯一的烤盘太小了。”

这是一个带有严肃意义的有趣故事。质疑事情的起因、发展方式、时间、地点和内容，有利于厘清我们现在的行动和信念。觉察到你可能是在盲目地遵守流传下来的规则，或者你只是在不知不觉中接受了这些规则，会给你带来意想不到的自由。幸运的是，你现在有足够的火腿。

反思 36：此时此刻，哪些信念和规则是对我有用的？

现在，你将开始更仔细地分析当前的规则系统。在之前的反思中你认识到了自己的信念和规则，现在到了决定它们是否仍然适用的时候了。曾经的规则在什么情况下对你有用？在什么情况下规则对你有害？

这些答案可能会很快出现，也可能需要更多的时间和精力才能进入你的意识。不要放弃，它们会出现的。

步骤 3　用新的选择取代旧的破坏性规则

据我的观察，在一个信念被完全改变之前就做出新的选择，是要冒很大风险的。但当你基于现在的信念做出新的选择时，你就能从自己的非理性中解脱出来。例如，如果我已经改变了信念，允许自己在家人面前表现出愤怒，那么当我恰当地表达愤怒时，我就会用新的眼光来看待这个信念，并意识到我不再想被这个规则束缚。

想想那些以主角打破旧的信念体系为主线的电影。2018 年奥斯卡获奖影片《绿皮书》（*Green Book*）是一个极好的例子，它能够说明挑战旧的信念体系的经历可以极大地改变你对自己和生活的看法。这种挑战带来的改变是十分强大且令人感动的。

你当前认为有益的信念，实际上可能并不是有益的。这些信念的范围很广，从完全支配你的，例如"我永远不会让任何人了解真实的我，我永远不会谈论我继父对我做了什么"，到没那么严重但仍然影响着你的，例如"我要保证家里时刻整洁"。信念的扭曲程度越高，你越可能遵守它为你设立的规则。

让我们以"我永远不会让任何人了解真实的我"这个信念为例。在步骤 2 中，你检验了自己所持有的信念现在对你是否有建设性。如果答案是没有，那么下一步就是设立一个新规则（比如告诉自己，"我可以选择让某人了解我的内心世界"），并确定接下来的行动方向。例如，你可以说，"我要告诉某人我正在读这本书”“当我不堪重负时，我不需要掩饰”或者“我不需要将每件工作都做到完美”。对你来说，新规则会带来什么样的新行为？你可能会决定这样做：“我不会再接下所有工作，让自己过度焦虑。我要诚实地告诉老板我的时间表，告诉他工作我可以在下周完成，但这周不行。”

我们再过一遍流程。首先是发现影响自己的规则，包括公开的和潜在的。其次是评估它现在是否对你有好处。如果是，那最好。如果不是，你将如何改变它，接下来会有哪些具体的行动？如果你认为自己无法做到客观，问问你信任的人。然后采取行动，用新的选择取代旧的破坏性规则。

让我们来看看朱丽叶的故事。这个故事可能看起来有些微不足道，但我将它作为例子。我想让你明白，这些非理性可能存在于很多方面。希望它能帮助你看到一些你意识不到的规则或信念。

朱丽叶的故事：睫毛的故事并没有结束

在朱丽叶十几岁的时候，她的母亲让她相信，如果她不夹睫毛就会看起来没有精神。她说：“日复一日，年复一年，我把这些傻乎乎的东西弄得卷起来，甚至一天要夹睫毛好几次。直到有一天早上，在我的孩子四处乱跑的时候，我把睫毛夹之类的东西扔进了垃圾桶，决定不再在乎它了。”

"在接下来的几天里，我认为人们会开始请我喝咖啡，或者问我是不是没睡够。但这没有发生。想让我夹睫毛的只有我妈妈。女人们总是想要'让自己看起来更漂亮'，我妈妈这个版本的'变漂亮'就是'夹睫毛'。我完全接受了这个版本。这让我在当时甚至现在都在想，除了这个我还接受了哪些奇怪的信念。"

朱丽叶开始认识到更多限制她行为的规则，并思考哪些规则是可以挑战和改变的。

这个重新评估信念和规则的过程会让你感觉生活重新开始了。有些规则和信念会一直存在，但这是因为你选择让它们继续支撑你的生活和行为。有些规则可以改变。如果十年前有人对我说我能写一本书，我会笑出声来。这无疑是我必须培养的一个新信念。你希望你的新信念是什么？

反思 37：新的规则，新的选择，新的一天

现在是时候写下你的新规则和新选择了。尽可能多地建立新规则，同样可以从最容易实现的开始，然后是较难实现的。你可以决定"不想要任何规则"，但这有点儿过头了。你现在想把关于自己或他人的哪些新规则和新信念应用到你的生活中？新规则并不总是会与旧规

则相反。在一开始把标准定得越高越好，你总能回来重新建立规则。

步骤 4　体验自己制定规则的感觉

当你开始按照新的规则生活时，过去支配你的那些东西，恐惧、内疚、羞耻、逃避，就会变得清晰起来。还记得马克和朱丽叶吗？起初，他们都不得不克服许多不安和困惑，但最后都感受到了自由。你也可以的！

还有劳拉的故事。当她没有主动承担新的责任时，她就会感到内疚。因为她没能遵守“总是自愿承担”的规则，所以她感觉很受打击。她感觉迷茫、没有安全感。她内心有一部分想要修复它，恢复曾经的言行。

熟悉的疼痛比陌生的疼痛更容易接受。但你会和马克、朱丽叶、劳拉一样，选择挑战不熟悉的事物，这需要勇气。

放弃一个束缚你多年的规则或信念，选择在一条不熟悉的道路上探索，这是一种充满力量的体验。尽管它在很多方面是积极的，但它可能会让人感到尴尬和认为是“错误”的。

我们将在第七章详细讨论如何与这些情绪建立连接并克服它们。

第七章
连接情绪：接纳真实感受

“感受这些情绪太难了。”

“就是这个意思，不是吗？”他沮丧地回答。

“这是什么意思？”我问。

“你要么去感受它，要么带着它活下去，对吗？疼痛。要么感受它，要么带着它活下去。这不是你要对我说的话吗？”

“我希望能有更简单的选项，”我告诉他，“我真的这么希望。”

——泰瑞斯·瑞尔（Terrance Real）

《男人其实很忧郁》（*I Don't Want to Talk About It*）作者

现在你正忙于挑战你的规则和信念体系。然而，你可能已经觉察到一些让你感觉相当不舒服的东西——脆弱。考虑到你在微笑的面具下已经隐藏了太久，现在去触碰你的真实感受可能是令人恐惧的。控制局面、取悦他人、始终保持高速前进——这些都曾经保护了你。感受脆弱就像在战斗中脱掉盔甲。直面羞耻、体验愤怒、承认疲惫，这些都太难了。你很害怕太过暴露自己。如果可以，你会躲进任何你能找到的壳里。也许你还记得关于乌龟的那个比喻。

你在本书的很多个故事中都读到过在不经意间发生的顿悟时刻。顿悟之后的新视角能让你看清现在的自毁模式。但那个时刻很容易被淹没在你日常的工作与习惯中，因为你总有太多工作要做，而且你没时间停留在那一刻的火花上。所以，这是一场战斗。你是让自己沉迷于工作，尽可能多地完成任务，还是停下来去探索真正且脆弱的自己？你是靠近自己的情绪，与之建立连接，还是回避自己的情绪？

我希望你选择靠近真实的自己。因为掩盖、隐藏、否认等让你“安全”的事情，现在已经变得危险。

那么，你如何与你隐藏了这么久的感觉建立连接呢？

让我分享另一个故事。早在 20 世纪 90 年代初，我就听过玛雅·安吉罗（Maya Angelou）在比尔·克林顿（Bill Clinton）的就职典礼上的演讲[1]。我被她强大的气场震撼。那时我刚从研究生院

1　玛雅·安吉罗(1928—2014)，美国黑人作家、诗人、剧作家、编辑、演员、导演和教师，好莱坞第一位非裔女编剧，在卡特和福特两任政府内任职。1993年，玛雅·安吉罗应邀在克林顿总统的就职典礼上朗诵诗作《晨曦的脉动》(*On the Pulse of Morning*)，成为在总统就职典礼上朗诵诗歌的非裔第一人，同时也成为美国历史上第三位在总统就职典礼上朗诵的诗人。

毕业，所以读书不在我的愿望清单上，但我想向她学习。在书店里，我找到了她写过的最短的书——一本名为《此刻不再轻视我的旅程》（*Wouldn't Take Nothing for My Journey Now*）的随笔集。当时，我已经搬到阿肯色州，准备开设我的心理诊所，我非常渴望自己能干出一番事业。

随笔集中一篇文章击中了我的内心。她在书中写道，被《纽约邮报》（*New York Post*）评为"本周风云人物"后，她在当地一家酒吧喝醉了。即使身边簇拥着祝贺她的人群，她仍然感到很孤独。她微微摇晃着身子，走近一桌男人，突然坐了下来，问他们为什么他们这个性别的人如此不能接受她："我坐着，对着他们每个人看了很久，然后开始了一场十分尴尬的表演。在20多年后的今天，这场表演仍能让我认真地考虑改名和换个国家生活。"

这位"桂冠诗人"，公认的著名作家，在这里承认自己生命中一个非常尴尬的时刻，尽可能把自己描绘得不完美。她在谈论羞耻——公开地、诚实地，不是以一种引人注目的戏剧方式，而是以一种坦率和简单的方式。我读着读着就哭了，在那时我比以往任何时候都更充分地意识到，我已经背负了羞耻和完美主义的负担太长时间。

玛雅·安吉罗让我们看到了她的脆弱。这是非常强大的行为。

这一章提供了一个类似的观点——当你在展示优点的同时不害怕暴露缺点，你就能得到平静和接纳。你可能会觉得不舒服，因为你不再掩饰或淡化自己的情绪。你可以再次感受到它们。愤怒、嫉妒、怨恨、恐惧、悲伤、羞耻，甚至虚荣，你都可以承认并接纳它们的存在。

正如本章开头引用的那段话所说的那样，你要么感受痛苦，要么掩盖它、带着它活下去。掩盖并忽视痛苦的代价是痛苦会隐秘地伴随着你，而你却没有意识到它在如何影响着你。

塔莎的故事将告诉我们自我同情和开放的情感可以让生活变得更好。

塔莎的故事：绝对服从

塔莎的妈妈是个酒鬼。她的父母离婚一年多后，她母亲的身体状况每况愈下。她的父亲对离开孩子们感到内疚，于是又与前妻复婚了。从那以后，塔莎的父亲告诉她，他是牺牲了自己的幸福来拯救塔莎。所以，塔莎的任务就是通过变成父亲期待的样子来表达她的感激之情。父亲对塔莎一点儿也不亲切，但塔莎还是花了很多时间来取悦他。塔莎的压力是巨大的。

虽然看起来像个完美的孩子，但她在高中时曾试图自杀。除了她的父母没人知道是怎么回事，但他们也从不问她出了什么问题——去医院接她的时候不问，在她回到学校的时候也不问。

当母亲极度嫉妒自己的女儿并且持续酗酒时，塔莎的依赖转向了父亲。她成了父亲的小律师事务所的合伙人。她说："我从未有过其他梦想。我不知道那是什么感觉。"

塔莎结婚了。每个人都说她拥有完美的生活：她有成功的律师事业，两个活泼可爱的孩子，一个忠诚的丈夫（但他和她的父亲很像，不表达感情，控制欲很强）。

在治疗过程中，塔莎终于找到了她一直封闭的感受。她允许自己对父母感到愤怒。她为自己婚姻的空虚而哭泣，她看到自己如何亲手再现了曾经熟悉的童年环境。她没有批评自己。她同情那个听话的小女孩。她终于意识到多年来是什么情绪一直悄然影响她。

尽管一直害怕别人的看法，但她还是和丈夫离婚了。她的孩子们感到震惊和崩溃，因为塔莎从来没有看起来不开心过。但当她成长为一个能更好地表达自己感情的母亲和女人时，孩子们渐渐明白了塔莎的境遇。

现在让我们学习一个四步法。在你探索曾经的经历和回忆时，它能帮助你重新审视生活、建立自我同情。

建立时间轴：助力情感觉察和自我成长

让我们再问一次：“我该如何对待我的感受？”答案是下面这个四步法：

1. **同情**：用温暖、同情的眼光看待自己——就像你看别人的眼光一样。

2. **承认**：承认你的感受是正常的，是环境的自然结果。

3. **正念连接**：让情绪缓慢地出现，并与它们建立连接。

4. **接受**：接受你所发现的一切。

这个四步法比任何盔甲都强大。它起初可能会让你很脆弱，但实际上，正是这种脆弱提供了安全——它让你懂得专注于当下。过去的事情再也没有什么能让你感到震惊或受伤了。但你可能会觉得自己承受着巨大的风险。所以让我们创建一个时间轴来帮助你。将你的经历整合到一条时间轴上可以让你更好地组织生活和记忆，它也可以充当你探索情感经历的指引图。

什么是时间轴？时间轴是你生命中重要事件和经历的“大事记”。在创建你的时间轴时，你要把对你来说重要的经历都写下来，无论是快乐的还是痛苦的经历。比如，中学的老师对你特别亲切、你赢得了一场比赛、你没有进入想去的大学、你遇到了一位人生导师、你心爱的狗死了，或者一个好朋友搬走了。请考虑所有对你有影响的事件。

按你自己的方式组织你的时间轴。你可以选择画一条线段，并将其按年份分割。在这条线的上方你可以写下积极的经历，在这条线的下方你可以写下令你痛苦的经历。合理地选择它们的位置以便你在同一版面展现尽可能多的内容。

创建这样一个时间轴将帮助你与过去的痛苦重新建立连接，并让你看到你曾经隐藏或否认的经历如何影响你现在的生活。那么，你将以怎样的心态来开始这项工作呢？请遵循前面的四步法。

同情：用同情的眼光看待自己

自我同情到底是什么？自我同情是对自己的善意。这是一种精神上的慷慨，与自怜截然不同。自怜是将你定义为受害者，而自我同情只会让你注意到事件对你的影响，不作评判，无论你的生活中发生了什么，无论你如何处理你的工作，无论你做了什么善良或邪恶的事情。正是在这种不评判的注意中，下一个步骤——承认，才会发生。

所以，当你开始创建你的时间轴时，试着使用自我同情。你可能有一种想要做到完美的冲动。请克制它。给自己善意与耐心，就像你在引导一个孩子去做这件事一样。你不需要打开那些被你塞进情感储藏柜的回忆（我们稍后会提到那个柜子）。事实上，你最好先从那些最容易想起的回忆开始。再次强调，你要善待自己，这项工作不应该让人觉得是一场折磨。

你可能记得很多童年的事，也可能不记得。有些记忆可能比其他回忆更模糊。你可能觉得你的回忆并不够“重大”，但如果它们在某种程度上很重要，请把它们写进来。没有什么是应该被轻视的。不要忘记，你是在以同情的眼光做这件事。

再小的回忆都可以列入时间轴。下面我要说一个我自己的例子。我永远不会忘记我母亲在我 26 岁时与我坐下来谈话的情景。她当时看起来很担心，她说：“我需要和你谈谈。”在过去，我给了她很多“和我谈谈”的理由，但她从来没有如此认真地与我谈话。接着她就扔下了重磅炸弹：“你的体重已经失去控制了。”我当时刚结婚，体重增加了大约 3.5 千克，达到了“惊人”的 55 千克（今天我几乎不记得自己当时是这个体重了）。这三分钟的谈话对我来说是一场羞辱，导致我的厌食症复发。现在我知道我母亲这样说是因为她自身具有进食障碍和令她痛苦的完美主义，与我无关。但我花了很多年才意识到这一点。这就是需要对自己表现同情心的地方。有了自我同情，我就可以更清楚地确定它的影响，而不是急于否认经历中的羞耻感。

反思 38：创建我的时间轴

对于这个练习，你可能需要比你的笔记本尺寸更大的页面，以防你在书写的时候空间不够。让你自己回到过去。哪些对话、事件、经历塑造了现在的你？你根据什么来判断这个世界是安全的还是不安全的，是温暖的还是冷漠的，是理性的还是非理性的？

将你那些重要的经历写下来，并把它们按时间顺序排列在时间轴上。你不必局限于童年，记录可以一直持续到成年后。慢慢来，不用着急。在你探索过去时，你可能会发现你对大部分生活经历其实没有多少记忆，或者你在某一段时间的回忆特别多。可能有些事情是你一直都记得的，有些则是现在才回忆起来的，也可能你会时不时对自己说："过去的事没什么大不了。"

在你把所有重要的经历都写下来之后，请继续深入挖掘。我希望你能把那些储存在情感储藏室里的记忆加进去（如果你还没有这样做）。如果你还在努力回忆，那就回到反思 9 和反思 30。你之前进行过的练习可以帮助你填满时间轴。不要吝啬纸张，你需要多少页就用多少页。在创建时间轴的过程中，你可能需要随时记录所发现的东西，因为你知道了不仅消极的经历对你影响大，积极的也一样。

你可能想用几天甚至几周的时间来做这件事，因为其他经历可能会不断地从你的回忆中浮现出来。你可能会，也可能不会将你发现的回忆与情感联系起来。你可能对回忆感到陌生，或者被回忆中的强烈感受弄得猝不及防。如果这个练习在任何时候引起了过于强烈的感受，请寻求专业支持。

珊德拉的故事揭示了时间轴如何帮助你认识（或许是第一次认识到）那些塑造了你的重要经历。

珊德拉的故事：无意识的驱动

珊德拉在一个非常支持她的家庭中长大。尽管她是被收养的，但是她觉得自己和其他兄弟姐妹一样被爱和珍惜。当她被梦寐以求的大学录取时，她欣喜若狂。但是，离开家庭就意味着她失去了一直保护她的安全屏障，这样的改变带来的影响比她预料的要多得多，让她感到不适。到了大学以后，身边的每个人都是“学术明星”，她感到压力很大。她告诉自己要镇定下来。她的父母会在每个周末来看她，并告诉她：“你好像看起来很累。”“我很好，我真的很好。”她回答道。

当马库斯开始追求她时，她就深深地爱上了他，无法自拔。他想在她不上课的每一分钟都和她在一起，她也一直陪在他身边。马库斯没有一个美满的家庭。珊德拉觉得他从来没有被好好地爱过，所以她的任务就是填补这个空白。

当马库斯开始对珊德拉呼来喝去、在性行为方面要求她做一些她不想做的事，同时还开始用难听的称呼叫她时，她把这种表现归因于他过去的痛苦。他会请求原谅，她会接受他的道歉。但随着他的要求越来越过分，这种模式变得越来越有辱人格。在他们交往的三年时间里，她的朋友们看到她从一个阳光开朗、学业优异的人，变成了一个沉默封闭的人。珊德拉仍然微笑，仍然学业优异，但好像失去了灵魂。

珊德拉掩盖了她的受伤和痛苦。当她发现马库斯和别人在一起时，她才逃离这段关系。但是，伤害已经造成。她当时就决定，再也不让别人伤害自己，余生中都不让自己失控。

珊德拉的解决办法是在情感上封闭自己。在结婚以后，与丈夫发生性关系成了她的又一项任务，而不是一种更脆弱、更真实的亲密关系的表现，他们经常为他们的亲密关系而争吵。当她已经拥有了所有能带给她幸福的东西但她仍感受不到幸福时，她才意识到有些事情不对劲。她非常孤独。

她总是把自己在性方面的不适归咎于养育孩子导致的疲劳和繁重的工作，从来没有意识到这与马库斯对她的伤害有关。然而，当她建立自己的时间轴时，她可以看到马库斯对她的性虐待是她人生的转折点。羞耻感让她退缩、封闭，不信任别人，并且很难在人际关系中敞开心扉。珊德拉向丈夫倾诉了那段经历，他们开始了一场完全不同于以往的、关于他们之间亲密关系的对话。

所以，还是那句话，慢慢来。你现在并不习惯以同情的眼光看待自己的生活，不习惯回到过去，不习惯静静地体验当下的感受。但曾经的经历导致了你现在的隐藏策略。如果你很难回忆起来，考虑联系你当时最好的朋友、家人、前男友或前女友，或认识你的老师。他们可能会提供对你非常有帮助的信息，让你能够把更多的记忆碎片组合成完整的回忆。当然，这也意味着让他们加入你的旅程。他们的帮助可以推动你的这项非常有价值的工作——寻找那些塑造了今天的你的经历。

承认：识别你所得到的信息

在继续前进之前，我们有一些重要的事情要讨论，那就是认清“指责”和“承认”之间的区别。有很多人认为，心理治疗就是把你现在的样子归咎于你的父母或你的过去。没有什么比这更错误的了。事实上，指责除了让人感觉愤愤不平之外没有任何作用。

现在的这一步不是指责，而是承认。承认是认可某些事物或情绪的存在，治愈的关键就是承认它们以及它们对你造成的影响。如果你迷失在指责的想法中，请试着纠正自己。我向你保证，如果你遵循这些步骤，你就不会迷失在其中。

我们从曾经的经历中得到了很多关于自己的信息。这一步就是确认这些信息是什么。时间轴上的经历为你提供了重要的信息，无论是有意的还是无意的，积极的还是痛苦的。例如，如果你的经历是最好的朋友死于一场车祸，你（无意中）得到的信息可能是，“我关心的人可能突然从我的生活中消失”或“如果我付出情感，那我可能会受伤”。

通常，最具破坏性的信息是那些让我们知道自己是否被爱或被重视、是否感到安全或被保护的回忆。这些回忆通常涉及忽视、丧失、虐待或糟糕的养育经历。所以，精确地提取时间轴上的重要信息是非常有用的。当你把过去的经历和它曾经（现在可能仍然）给你造成的影响联系起来的时候，你就会经历我之前谈到过的顿悟时刻。想想你前面读过的一些故事。塔莎明白，“我的价值在于成为父亲需要的样子”；托尼相信，“只有我出类拔萃，我才会被爱”。

让我们进一步分析这个问题。当你承认它给你造成的影响时，问自己两个关于时间轴经历的问题：

1. 我从这段经历中得到了关于自己或生活的什么信息？

2. 从这段经历中，关于自己是否被爱、被重视，是否安全，我学到了什么？

以我和我妈妈关于我体重的对话为例，我得到的信息是：如果我不瘦，她就不接受我；如果我把自己变成别人期望的样子，我就会被爱。

对于这些信息的理解并没有对错之分。这些信息对你来说是独一无二的，但也是我们共同经验的一部分。我们都接收了这样的信息，无论这些信息是有意还是无意传达出来的。如果你感到纠结，就和你的朋友谈谈，问问你信任的朋友，或者去求助心理咨询师。

你可以感受到这些信息的力量。它们让你学会了隐藏痛苦的生存策略。你应该承认这种力量不容小觑。为什么？因为这些信息既可以让你的生活向更好的方向发展，也可以把你引向自我毁灭的方向，比如隐性抑郁。

在接收了我妈妈与我谈话中的信息之后，我允许这些信息重新激活我之前的厌食症状。然后，我对父母隐瞒了我之后几年的真实生活情况，我觉得我不能让他们知道我真正的挣扎。注意我写的是“允许”，因为我要为自己负责，同时也承认我妈妈给我的信息对我来说是重要的并且有切实影响的。你也应该做类似的事情。看看你在多大程度上允许信息影响你。

正如我们之前讨论的那样，你可能仍然认为这都是在指责。如果是这样，试着使用我之前提供的理由。问问你自己：“如果我最好的朋友告诉我他生命中的这些经历，我能理解他的感受吗？”我相信答案肯定是“当然能！”。当你不再忽视或否认，而是承认它们时，你就向前迈出了一大步。你将从同情的角度看问题，并承认你产生的感受都是正常的：“哦，当然，我是这么觉得的。任何人经历这种事都会有这样的感觉。”如果因为某种原因，你现在意识到你接收的信息是错误的，这也是一种治愈。

反思 39：把回忆和信息结合起来

现在是时候把回忆和信息结合起来了，如果你还没有开始，先回到你的时间轴，思考并承认上面每段重要经历对你的影响。针对时间轴上的每一段经历问自己两个问题：我从这段经历中得到了关于我自己或关于生活的什么信息？从这段经历中，关于自己是否被爱、被重视，是否安全，我学到了什么？

再说一遍，这可能需要相当多的时间，不管你已经列出了多少事件或经历。把你对上面两个问题的答案记在你现在常用的笔记本里，这样你就可以时不时地阅读它们。

你可能需要深入挖掘一下你目前得到的信息。你的隐性抑郁可能会抬头，告诉你："好了，好了，它没有那么糟糕，不用那么认真。"但是，你都已经走到这一步了！你可以直面那个声音。发现你曾经相信的信息自我评判和羞耻的信息，是承认过去以及现在可能仍然不健康并让你有自我毁灭信念的事情的又一步骤。记录下这些认识，你就在这项工作中前进了一大步。做得很好！

正念连接：感受你的情绪

在这一步，当你完全承认你接收到的信息时，你要允许情绪出现，感受那些你吸收了的信息带来的情感冲击。如果信息来自相对积极的经历，比如你在学校赢得了一个奖项，或者你的家人总会在你放学后与你共度时光，这些信息可能是："当我努力的时候，我可以取得很多成就"或者"有人无条件地爱着我"。这些信息带给你的情绪可能是自豪和安全感。这些积极的情绪可能比痛苦的情绪更容易被你接受。然而，有时候，当你成为情感隔离的"专家"时，所有强烈的感觉都会被储存起来，不管它们是快乐还是痛苦的。让自己深刻地感受任何情感对你来说都是困难的。

特别是，如果这个信息是负面的或有辱人格的，你可能更难接受它带来的情感冲击。你已经逃避痛苦很久了。你可能会对自己说："我不喜欢悲伤、生气或害怕的情绪。但不知为何我总感觉哪里不对。"然而，没有什么情绪会让你变"差"。事实上，如果你允许情绪浮出水面，并觉察到它的存在，你更有可能意识到它在什么时候影响了你。

记住本章开头的那句话："要么感受它，要么带着它活下去。"也许你觉得愤怒的情绪让你不舒服。也许你会有意阻止眼泪流出眼眶。然而，当你逃避情绪时，这种情绪不会消失，而是会以另一种你意想不到的方式影响你。你开始把情绪绑定在回忆和信息上一起沉入水底。让你的情绪浮出水面是专注于当下的关键。

我说的"当下"是什么意思？专注于当下就是让情绪顺其自然，而不是试图禁止它、否认它，或逃避它。这时你的正念练习就起到了至关重要的作用。你必须保持安静，清除那些可能会干扰你的想法，想象自己回到了当时经历的场景，感受发生了什么。一开始进展可能会很慢。没关系，你只需要允许那里的东西浮出水面。

想象一下，你身处的地方气候舒适，春雨绵绵、和风徐徐。如果你允许，你可以让自己完全沉浸在这种体验中。你可以闻到春天泥土的味道，感受到雨水洒落在你的皮肤上，听到雨点滴滴答答的规律节奏。也许你在参加音乐会、电影、戏剧或读书时会有类似的体验。此时此刻，过去的情境对你来说非常真实。你已经沉浸其中了，而不是看着它或看着在那里的自己。这就是专注于当下。这就是正念。这就是你现在想要创造的。

然而，如果情绪是痛苦且强烈的，你可能会被它们击垮。如果是这样，或者你担心会是这样，那么以下四件事可能会很有帮助：

- 你可以在脑海中构建一个让你感到安全的地方，如果需要，你可以在想象中去到那里。
- 你可以利用正念练习来缓解痛苦，只是简单地注意它，然后让它离去。
- 你可以通过写作找到安全感，这能防止负面情绪积聚，将你带向深渊。写作可以给负面情绪一种形状和形式，或一个开始和结束。
- 你可以请求某人陪伴你或者等待你。

也就是说，在这个过程中要适当休息一下。做一件你很长时间没有做过的事，去散步或以一种感觉良好的方式运动，确保你有可以看的电影或可以听的音乐来缓解紧张。这些是有益健康的分心方式。

我要强调的是，尽管这项工作可能是你有能力做的，但你单独做可能不安全。如果你有过创伤以及被虐待或忽视的经历，找一个有这些经验的治疗师不仅是可取的，而且可能是必要的。请允许自己这么做。你可以在一段具有支持性的心理治疗关系中找到安全感，这是你在其他任何关系中都无法感受到的。

反思 40：我的时间轴带来了哪些情绪？

如果你还没有完成前面的工作，请回到你的时间轴上的每段经历，并确认它们给你传达了什么样的信息。再次强调，你要做的不是简单地写下你的情绪，而是要去感受它。还记得本书之前引用的弗莱特、休伊特和米凯尔的研究吗？你不需要"描述"你的情绪，你需要"表达"它。如果一种情绪在一开始没有出现，先跳过去。继续下一个，当它出现时再回到它。

记录你的感受。以你的时间轴为基础，再来观察你的生活。你是否有什么不一样的发现？它让你产生了什么感受？它是如何引导你走向自我同情的（如果它达到了这种效果）？在创建时间轴之后，你是否对曾经模糊的东西有了更清晰的理解？

如果我还是没有感受到任何情绪怎么办？

你非常善于理性思考，但仅限思维而非情感。有很多次，我看到有些人处在某种情绪浮现的边缘，但随后他们只是很快地眨了眨眼，或者尴尬地改变了话题。

如果你就是这样，你可能会问自己："那么，我该如何找到我的感觉？"我建议你将重新阅读反思 3 作为一个开始，探索你害怕去感受的情绪。你曾告诉过自己什么情绪是错误的？答案可能是混乱、恐惧、失望、欢乐、愤怒、悲伤、满足、耻辱，等等。

如果你一想到要表达某种情绪就立刻感到不舒服，那么就停留在那一刻，停留在那种不舒服中。要注意到这一点，这是一条非常重要的线索。看看你的思维和情感会有何反应。看看它是否与你从时间轴上得到的信息有关。多给它一点儿时间。

你对情绪的不安或不适揭示了你曾经学到的并且现在仍然错误地相信什么东西。这对你自己的情感成长非常重要。

如果你不知该怎么做，在你的时间轴上找出一段这样的经历——你能够确认这段经历给你带来的信息，但却不能与这段经历建立情感连接。现在回到那个时候，详细描述情况。例如："那是在我父母分开之后。我只记得妈妈开始举止怪异、穿着时尚，经常和朋友出去玩。而爸爸似乎心事缠身，非常伤心。没有人注意到我。我接收的信息是'你没有足够的价值让我们关心你'。我记得他们当时的感受，但我当时的感受是什么？"当你将自己带回到那个时间和地点，你可以更清晰地识别你当时的感受。你习惯于忽略自己的情绪，而关注他人的感受。你需要一些练习来专注于自己的情感状态。

有三样东西可能会阻碍你。第一，你可能不想让自己看起来软弱。许多人把表露情感与软弱或失控联系在一起。以不能流泪的信念为例，我之前说过，眼泪代表强烈的感受。无论你是因为高兴、悲伤还是愤怒而哭泣，你的眼泪都反映了你感情的深度。

改变这种坚忍的信念可以帮助你坦露真实的自我。你正在慢慢地拆掉困住你的那堵墙。

第二，你可能已经让自己相信，情感会妨碍你做出正确的决定。你当前的感受不应该左右你的选择。但是，有一个概念叫作“情商”，它强调情绪对我们保持一种充实和有意义的生活的重要作用。你的好奇心、同理心、激情、区分欲望和需求的能力都是情商的组成部分。你是造成伤害还是做出正确决定，情商对于你做出好的选择至关重要。

第三，你可能会忽视身体传达给你的信息。你的身体经常会给你提供情绪出现的线索。你的心跳可能会加速、胃可能会缩紧。或者相反，你可能感到紧张感从你身上消失或呼吸变得平静。这种意识与身体的分离会让你很难识别身体在告诉你什么，以及你在何时何地感受到这些情绪。如果你使用酒精或其他物质来麻痹自己的感受，那么你可能完全接触不到它们。

反思 41：重新找回更安全的情绪

如果你仍然难以应对强烈的情绪，那就找一个更容易感受到的情绪进行练习。假设你所在的篮球队错失了冠军，你感到很失望，这种感觉很容易记住。试着问自己一些关于它的问题：“我感觉它出现在我身体的哪个部位？它会是什么颜色或形状呢？”坐下来感受这种失望的感觉。如果你能让自己完全记住那是什么感觉，接下来你就可以对令你难过的更强烈的情绪做同样的练习，当然这对你来说更难。你可以用每一种感官去深刻地感受它。然后你可以再处理比这更强烈一些的情绪，遵循同样的过程。

其他有帮助的活动

如果你在尝试做这些事情后仍然不能感受到任何情绪，那么你可能需要考虑自己是否已经发展出了临床抑郁症，因为临床抑郁症的症状之一就是冷漠或迟钝的情绪表现。回顾第二章，帮助自己做出判断，并联系治疗师或医生进一步讨论。

以下是对你感受情绪有帮助的其他活动：

- **查阅情绪词汇表。**情绪词汇表可能会很有用，它能帮助你确切地知道自己有什么感受。你太习惯于忽略自己的感受，甚至可能都不知道它们的名字。这种情况出现的次数可能比你意识到的要多得多。像 https://www.therapistaid.com/ 这样的网站提供了此类列表的免费资源。
- **加入一个治疗小组，或者组建一个你自己的互助小组。**这是非常有帮助的，因为没有什么比与那些诚实、开放和对能帮助自己的事情充满好奇的人见面更能帮助你前进了。他们会支持你，也会指出你可能缺失的东西。

- **联系值得信赖的朋友。**告诉他们你的一段或多段回忆。当你看到他们眼中的同情时，你会更想要表达自己的情绪。
- **看煽情的电影。**这样的作品数不胜数，如《死亡诗社》（*Dead Poets Society*）、《海啸奇迹》（*The Impossible*）等。
- **听能让你产生共鸣的音乐。**萨缪尔·巴伯（Samuel Barber）的《弦乐柔板》（*Adagio for Strings*）总是让我感到悲伤。乡村音乐也很好。试试米兰达·兰伯特（Miranda Lambert）的《建造我的房子》（*The House That Built Me*）或者特蕾西·阿德金斯（Trace Adkins）的《你会想念这个》（*You're Gonna Miss This*）。
- **寻求让你感到平静的身体接触。**巴塞尔·范德考克（Bessel van der Kolk）在《身体从未忘记》（*The Body Keeps the Score*）中提醒我们，触摸有助于舒缓我们的情绪，能让我们更深刻地感受到情绪。"触摸是让我们平静下来的最基本的工具，但在大量治疗实践中都被禁止。然而，如果你不能充分感到安全，就很难完全恢复平静。因此，我鼓励来访者参与某种形式的身体接触，无论是治疗性按摩、费登奎斯方法[1]，还是颅骶疗法[2]。”无论你喜欢什么，你的身体都会做出反应。这是另一种治愈方式。

- **做一些激进的事情来感受愤怒。**把旧的玻璃瓦罐砸到墙上（注意安全）、买一个代表某个惹怒你的人的毛绒玩具并痛打它、上跆拳道课……这些都可以帮助你以一种有形、真实的方式发现并表达你的愤怒。找一种适合你的方式。虽然结束后你可能需要做一些清理工作，但这可能是一场非常畅快的宣泄。

觉察：意识到无意识的模式和关系

随着你越来越多地觉察自身行为模式，这一步将是令人激动的。你开始想知道时间轴上的经历对你造成了多大的影响。你可能会问：“如果X没有发生，Y会发生吗？”或者“现在发生Y是因为过去发生了X吗？”这一点在珊德拉的故事中很明显。

现在从你的时间轴回忆中抽离出来，看看你是如何被这些经历以及相关的信息和情绪影响和塑造的。这些经历之间有什么关

1　费登奎斯方法（Feldenkrais Method）属于一种肢体重建、身心整合的临床治疗学派，是一种整合自我、身心与人际的方法，透过大脑可塑性开发潜能，借由动觉、触觉以探索自我、认识自己。

2　颅骶疗法（Craniosacral Therapy，CST）是一种轻柔的非入侵式的手法触诊疗法。

系吗？某件事是另一件事发生的原因吗？在你的思维或行为中是否存在你所知道的固定模式？你能把你现在的感觉和你以前的感觉联系起来吗？让自己开始思考，看看你的思维和情感会对此做何反应。

杰弗里清楚地看到了他的模式。“我妈妈总是告诉我，我要承担起家里的责任，所以我要照顾年幼的弟弟妹妹。我六岁的时候为他们准备晚餐，九岁的时候叫他们起床上学……结婚后，我负担了家庭中所有的经济责任，我从来没有指望我的妻子出去工作。现在我越来越不满了。”

有些模式会十分明显，你甚至可以很容易地发现发生在你身上的某些事非常相似，发现你的过去如何复制到了现在，以及你对每种经历的情绪反应有多么一致。你可能将这些事情联系起来：“如果曾经那件事没有发生，也许现在这件事也不会发生。”反之亦然：“自从那件事发生后，它让我以现在这种方式看待事情，并做出了现在这样的选择。”

反思 42：开始认识你的模式

请写出你在开始读这本书时的行为模式。它可能是“害怕被拒绝”或“为感到悲伤而羞耻”。这些模式与你曾经接收到的信息有内在联系，无论是在童年还是在成年后。

查看你的时间轴，看看有多少事件属于同一个主题。与你的朋友分享你的时间轴会给你带来不一样的视角，或许他们可以识别出你的生活主题。毕竟，三个臭皮匠顶个诸葛亮，对吧？

打个比方：如果你站在离镜子很近的地方，你就看不到你的全貌。但如果你退后一步，你可以看到更多，而不是一小部分。这就是你用时间轴做的事。这就是你和你的朋友在做的事。这就是你给自己的礼物——创造一个更广阔的视野，看看是什么造就了今天的你。

希望马洛里的故事能帮助你了解这些方法能带给你什么。

马洛里的故事：建立情感联系

马洛里的童年是非常混乱的，她的母亲前一分钟还在辛勤地照料孩子，下一分钟又开始虐待和批评孩子。她父亲曾试图收拾妻子留下的烂摊子，但没什么效果。马洛里记得她好像曾经被邻居家的男孩性侵过，这让她感到很不安。然而，她也隐约觉得她的母亲知道这件事，但并没有做什么。看到别人否认问题的态度，她感到是自己给别人增添了麻烦，并为此感到自责，她一直觉得自己是孩子们中的害群之马。现在，作为一个成年人，马洛里帮忙照顾她的父母，与她的兄弟姐妹有良好的关系，并努力创造了成功的生活。

马洛里之所以接受治疗，是因为她的胃病和肠道疾病在她锻炼时严重恶化了。她疯狂地进行体育锻炼，就是为了忘却童年时遭受的痛苦。当马洛里创建她的时间轴时，她可以看到并表达她童年的痛苦。这对她来说很难，但她是一个坚强的人。

她开始克服被性侵和不被相信给她带来的困惑和痛苦。她对父亲感到既愤怒又亲切，对母亲感到既鄙视又同情。她意识到父母对待她和她的兄弟姐妹的不同方式给她带来的影响，开始直面她为自己贴上的“害群之马”标签。她能意识到，没有任何证据表明她是一个不值得爱或很难养育的孩子。她不再为父母的错误承担责任。她不愿意哭，但偶尔也会流一两滴眼泪。她开始相信自己的价值。

当马洛里研究她的时间轴上的经历如何以不同的方式影响她时，她开始关注当下。她突然意识到她自己的育儿模式是矛盾的。她解释说：“你知道，当我的孩子需要我或想告诉我一些事情时，我觉得我是一个好妈妈。但我很快就被他们试图坐在我身边或抓着我的行为弄得非常烦躁。我必须抑制回卧室的冲动。大多数时候我都能成功，但我一直不知道为什么会这样——直到现在。

现在我明白了，我从母亲那里接受的东西比我认为的要多得多。我不知道该如何坦然面对他人的情感需要。”

同样很神奇的是，当马洛里将她的过去和情绪联系起来时，她的胃病消退了，锻炼再次成为她喜欢的事情。

现在轮到你了。从马洛里的故事中我们可以看到，帮助她摆脱曾经痛苦的不只是她对时间轴的分析，她也必须对那个小时候的自己表示同情。当你分析了你自己的时间轴，当你发现了曾经的经历带给你的强烈信息，当你重视自己现在或者曾经的感受，当你让这些情绪浮出水面，当你认识到曾经影响你的信念，你可以环顾你现在的生活，看看这些模式如何一次又一次地出现在你的生活以及你与他人的关系中。当那些旧的信息和模式再次出现在你的头脑中，你就可以真正地对它们进行关注和剖析。这种剖析可以带来真正的改变。

治愈的下一个也是最后一个阶段似乎不言自明，它叫作改变。但我们也会讨论你在开始冒险和探索时所体验的自由，以及开启和维持改变所需要的不同类型的能量。我将介绍你可以开始承担的某些特定风险，你也可以设计自己要进行怎样的冒险。

能走到这一步，你已经做得很出色了！你可能想花些时间回顾第六和第七章，写笔记是有帮助的。不用着急。你越来越接近“完美”的不完美了。

第八章

改变焦点：喂养内心那只善良的狼

“我想冒险试着自我接纳，这段旅程会将我引向何处？”

这是一个来自美国土著的智慧故事，讲述了一位切罗基老人如何教导孙子。老人讲道：“这是一场可怕的争斗，发生在两只狼之间。一只是恶的化身——它是愤怒、嫉妒、悲伤、失望、贪婪、傲慢、自怜、内疚、怨恨、自卑、谎言、虚假的骄傲、优越感和自大。另一只是善的代表——它是快乐、和平、爱、希望、宁静、谦逊、善良、仁慈、同理心、慷慨、真理、同情和信心。同样的争斗既存在于你的内心，也存在于每一个人的内心。”孙子想了一会儿，然后问爷爷：“哪只狼会赢呢？”老人简单地回答道：“你喂养的那只。”

——克里斯廷·内夫（Kristin Neff）

《自我关怀的力量》（*Self-Compassion*）作者

切罗基人的智慧很简单：你喂养的那部分，就是会茁壮成长的那部分。“你喂养的那部分”是什么意思？它是你的核心点，是让你在思维和情感上花时间关注的地方，是你一直生活的环境。你一直生活在自我批评中。你一直生活在担心犯错或犹豫不决中。你一直生活在压力中。然而，随着你翻开这本书的每一页，每一次进行反思写作，每一次建立情感连接，你都在喂养你内心的那只善良的狼。

当我冒险改变时，就种下希望的种子

在引言中，我播下了一颗种子：每一次尝试冒险，你都会收获进一步改变的希望。这种希望会成为进行更多冒险和更多改变的动力，从而建立起你自己的治愈循环。

现在，在这个被称为“改变”的阶段中，重点是勇敢地去行动，承担更多的风险。我已经要求你做一些能够让自己变得更加开放的事情，比如与一个朋友分享时间轴，或者告诉一个信任的人你在阅读这本书。

然而，你可能仍然在等待，不确定你是否愿意或准备好做出任何改变。由于你已经读过本书前面的内容并写过相关的反思，你可能已经意识到自己的生活受到了多大的限制，已经意识到你所遵循的这些规则一开始就是不健康的，现在更是如此。你可能会发现，你允许自己表现的情绪都是经过精心挑选的，这使它们适合现状；而那些更强烈的、可能会暴露你的个性或你的挣扎的情绪已经被紧紧地封闭起来了。但是，你要冒险去尝试一种全新的、看起来不那么精致或不那么完美的生存方式吗？

这是一项艰巨的任务。首先，你必须克服恐惧。

如何克服恐惧

让自己相信这些改变会有帮助其实很难。完美主义是你的生存方式。想象这样一个场景：你乘坐的船失事了，你被迫漂泊在大海之中。我叫你解开你身上的救生衣，因为这样你就可以轻松地穿上一件更结实、更安全的救生衣。我告诉你，虽然现在你还看不见新的救生衣，但它正朝着你漂来。你会按我说的做吗？你一定会觉得我疯了。你凭什么要相信会有更好的事情到来呢？当你独自与海浪搏斗时，你又该如何应对即将袭来的恐惧呢？

我们很难相信，至少在一开始时很难相信，抛弃根深蒂固的生存策略并代之以新的策略会给我们带来更强的安全感和幸福感。在你的内心深处，有两种声音在进行着一场特殊的搏斗。恶狼需要更多的表面完美和更多的虚伪掩饰来喂养。而善狼在岁月中静静地积蓄力量、等待时机，它在为更充实、更自由的生活而战。善狼说："去勇敢面对你对脆弱的恐惧吧。"

那只善狼知道，你可能会被恶狼无尽的要求吞噬。它还在警告你，尽管它在拼命地战斗，你还是可能会输。

请认真对待这个警告。承认你的恐惧。坐下来面对它，一次解决一种恐惧，就算之前被压抑的情绪正不断向你袭来。你可能会注意到我并没有说过“摆脱你的恐惧”。不用这样，随它去吧。与恐惧共存吧。感受它，尽可能温和地释放你的情绪。当你不逃避恐惧时，它就失去了控制你的力量。

还记得之前提到的叠叠高游戏吗？

想想这个游戏。你小心翼翼地抽出一块积木，一切安好。你再抽出一块，也许有一块别的积木掉了下来，但情况仍然相当稳定。每一次抽取都是有风险的，可能一不小心整个积木塔就毁于一旦。你害怕一旦你开始冒着风险去改变、与隐藏的过去或情感建立联系，并认识到某件事或经历对你生活的情感冲击，那么你的生活就可能会崩溃。强烈的情绪可能会大量涌入你的意识，让你无法招架。

不冒任何风险或者明确地知道下一步会发生什么是不可能的。你只能冒这个险，去相信善狼的声音，让自己感受脆弱，这就是生活的改变。

如何与脆弱共处

放弃完美主义就需要面对风险和随之而来的脆弱。你不是完美的。你不需要看起来完美或表现得完美。你的弱点会暴露在别人面前。（别人的弱点也会暴露给你，对吧？）

与自己的脆弱共处意味着你可以承认，善良的狼和邪恶的狼都存在于你的内心。你能做的事情中，最好的就是尽量喂饱那只为爱和同情而战的狼。你会有嫉妒的时候，你会有沉溺于自怜的时候，你也会有麻木不仁或反应过度的时候。这些是所有人都有过的情绪和行为。它们让所有人都不完美。承认它们，与它们共存，告诉别人你有过那样的情绪和行为——这一切都需要你拥抱脆弱。

我以自己为例，讲述一个新手作家与脆弱共处的故事。我大概在写作进行到一半时就停滞不前了，好几天都盯着空白的屏幕不敢继续写下去。是什么让我如此恐惧？一天清晨，当我挣扎于自己的感受时，我写了下面这段话给你，我亲爱的读者。但我当时不确定我该如何用到它，甚至不确定我是否会用到它。

写这本书的一项艰难任务是，我几乎一直意识到，在改变和成长的过程中有很多智慧，而我只知道其中最微小的一部分。在很多方面，我希望一生的时间都能用来写作，因为我担心当我写完的那一分钟，我会学到新的东西、记起我刚才忘记说的东西、读到我从未见过的极具启发性的名言，或者看到我的来访者发现了某些可能对你有用或者有启发的东西。但其实这是我自身的完美主义和我对暴露脆弱的不适。你能听懂吗？我打赌你能听懂。所以，我必须找到我自己的平静，这本书将是一个不完美的指南，帮助你更适应自己的不完美。这似乎有点儿讽刺，但我必须与自己的脆弱共处，并带着它生活下去，不用再为它感到羞愧，一直这样下去。

在我写完这段话后，困住我的围墙就倒塌了。接受自己的脆弱会让你更愿意去冒险，因为你的那些失败或挣扎并不比你的成功更能定义你。你会从失败中学到东西，你不需要隐藏它们。

接受脆弱会带来自由。

缓慢而坚定地进行一段从悲伤到自由的旅程

在你与隐性抑郁的战斗中，自我接纳能为你带来摆脱旧规则束缚的自由，能为你带来从谨小慎微、担心失控的紧张生活中解脱出来的自由，能让你获得表达此刻真实情绪的自由，能让你获得和你爱的人建立真正的亲密关系的自由。

甚至是读完一本书的自由。

这段旅程需要缓慢而坚定的能量和毅力。我为什么这样说呢？

当你第一次开始改变行为和习惯时，结果可能是令人兴奋的。想象你正开始一份新工作或迎接一个新生命。你可能仅仅因为一切都非常新鲜而感到精力充沛，但之后就会回到现实。你可能会发现通勤时间比想象中要长太多，或者对你不错的主管离开了公司。你的孩子可能得了疝气，或者因为你没办法陪他而生闷气。事情可能会很快从令人兴奋变得令人烦恼。

正如我们之前讨论过的，在你自己的成长过程中，事情在好转之前可能会先变得更糟。当你放松控制，允许情绪进入你的头脑的时候，它们会带着强大的力量到来，你只得强行镇定下来或寻求帮助。想想你已经掩饰了多长时间——一感到愤怒就去压抑它，一感觉悲伤就让自己忙起来，又或者从来没有感到过任何情绪。

你甚至可能会质疑自己，想知道自己到底为什么会拿起这本书，想知道忘记这一切并回到让你看起来完美的角色中会怎样——内心孤独、沮丧但外表看起来非常完美。你可能会被你从未处理过的感觉淹没。刚开始的几次，尝试改变可能会让你感觉比以往任何时候都更糟糕。

其中一种“更糟”的感觉可能是深深的悲伤。这是一种被你隐藏了太久的悲伤，是一种由于隐性抑郁而错失时机的悲伤，是一种对于曾经导致你抑郁的经历或创伤的悲伤。但这种悲伤是任何治愈过程中正常的一部分。当你知道有不同的生活方式可供选择时，你可能会感到愤怒或悲伤，因为你毫无必要地隐藏了很久。你可能会哀悼曾经发生过的事，遗憾过去没有发生某些事。

这时就到了自我同情发挥作用的时候。你的自我同情会告诉你，你当时的选择并不是绝对错误的，它有自己的原因和目的。

我希望每次有人用愤怒或绝望、悲伤或讽刺的眼神看着我，说“那为什么我以前不能想清楚这一点呢？为什么我那时不能知道现在知道了的事呢？”的时候，我就可以获得五美分，那样我就能很快变得富有了。

因为你就是不能，这就是上边这个问题的答案。因为你需要足够的知识和经验积累，才能获得成长所需的经验、智慧和勇气。再次强调，你的目标是自我接纳。而自我接纳就包括接纳你自己“现在才知道”。

反思 43：让我的悲伤浮现出来

请用一些时间感受自己的悲伤，因为你已经被完美的面具困住太久了。写下隐性抑郁让你在情感、身体、精神和人际关系上付出了什么代价，以及在这一刻完全意识到这一点的感觉。

你可以在某个时刻，或者在这个过程中的许多时刻，停下来重读你写过的东西，让悲伤自然地进入你的意识，就像你吸入的空气一样。你再也不用害怕去感受它了。悲伤想在这里待多久就待多久。你的悲伤可能会在治疗过程的不同阶段出现，而不仅仅是在这个反思练习中。悲伤可能会转化为愤怒或难过。当它到来的时候，感受它，就如同感受你的呼吸。这个来之不易的时刻——为已经发生的事情而悲伤的时刻，也会帮助你放手并朝新的方向前进。

在冒险分享了她最重要的秘密后，斯宾塞遭遇了巨大的悲伤。

斯宾塞的故事：发现悲伤

斯宾塞曾经接受过心理治疗，因为她想学习如何向父母坦白自己保守了多年的秘密——她是同性恋。她极度害怕被家人排斥和拒绝。虽然她已经和她的伴侣克莱尔生活了三年多，但她并没有和克莱尔住在一起。她有独立的家，当家人来访时，她会张开热情的双臂欢迎他们。

斯宾塞快三十岁了，是个开朗、聪明、勤奋的女人。她会在自己的律师事务所跟同事们谈论自己周末和克莱尔做了些什么，但她在那里也同样害怕被拒绝。她很受欢迎，也很有趣，每个人都很喜欢和她相处。但当她不去克莱尔家的时候，她的夜晚就非常无聊。她会坐在黑暗中，一边焦虑，一边暴饮暴食。

斯宾塞的父母一直很爱她，但多年来他们一直向她传达她不够聪明、不能取得成功的信息，而她决心证明他们是错的。他们也是保守的宗教信徒，同性恋在他们家是一个禁忌的话题。他们经常为她迟迟没有伴侣的事操心。他们问她约会的事，她的回答总是含糊不清。

她的妈妈总是向她抱怨很多自己遇到的问题，而斯宾塞只是尽责地倾听并给出建议，每一次几乎都要花好几个小时。她自己的大部分生活都是与世隔绝的，除了工作，她没什么可聊的，所以对她来说把时间和注意力集中在妈妈身上很容易。克莱尔的家人支持这对情侣，然而，他们越来越不耐烦了。

终于有一天，斯宾塞觉得自己准备好了，她给家人寄了一封信坦白这件事。几天后，她的父母打来电话。她惊讶地发现，他们非常支持她。他们都说："很高兴知道你不是独自一人生活了。"他们在那一周的周末谈了很多，并要求见克莱尔。几周后，事情谈妥了，真是再好不过。

就在这时，斯宾塞的悲伤涌上心头。她为什么要花这么多时间和精力隐藏？她反复思考错过的时间和失去的机会。她愤怒地吼道：“我浪费了整整十年的生命，努力成为别人期望的人！”在继续推进接下来的任何计划之前，她必须首先处理她的悲伤和随之而来的东西。

斯宾塞的故事讲述了她真实的生活和情感如何被一个秘密封锁。你可能也有过类似的秘密，你相信如果它被任何人“知道”，你就会被拒绝和排斥。但斯宾塞的故事的真正含义是，当你意识到了流逝的时光或错过的机会之后，悲伤就会在那里等着你。不仅如此，羞耻感也会随之而来，并试图渗透到你的日常思维中。请不要允许它这样做。可以用这种想法来对抗它：你当时不可能预料到未来会发生什么，你只能确切地知道发生过什么。如果悲伤涌上心头，也没关系，把它写下来，谈论它、感受它。

反思 44：纪念在“面具”下的岁月

回顾在“面具”下的岁月是很重要的，写下你在那段时间里学到的东西也是治愈的方法。带着同情问问自己，那段时光对你现在有什么启示？你从中学到了什么或因此增长了哪些经验？为什么现在是你选择展示真实自我的时候？

同样重要的是，你要意识到，这种彻底的改变在以前几乎是不可能的。也许现在你的支持网络更完善了，你的孩子长大了，或者你已经度过了艰难的几年，也许你已经成熟了。让我们从反思43继续，处理这些问题带来的情绪。

希望你已经在前面的阶段获得了足够的洞察力。也许你已经冒险坦露了更多的感受或者勇敢地拒绝了一些请求。如果是这样，恭喜你！如果不是这样，也没关系。每个人的旅程都会不一样。希望并不仅来自洞察力，也来自行动。这就是为什么勇敢去做非常重要。当你真切地看到你的选择和行为发生了改变，发现“我今天做了一件我从未想过我能做的事情”的时候，希望就会从你心中升起。你的悲伤，无论是隐藏的还是明显的，都可以开始被治愈——因为你可以看到自己的改变。你有足够的证据证明你可以不必再隐藏，每一次新的冒险都会带来更多的自由。

让改变发生：找到前进的方向

我们已经谈论过克服恐惧、与脆弱共处，以及从悲伤走向自由。现在是时候让这种认知的力量激励你采取行动了（如果你还没有这么做）。记住，洞察力是很好的，也是非常有用的。但是新的行动和行为改变才能带来更真实的希望。是时候采取行动了。

让我们回顾一下我们在第六章的十个前进目标（反思 34），我们将把它们作为未来行动的指引。然后我会让你在生活中列出三种具体情况，并说出你准备为之承担的风险。我会举例说明，但你要列出自己的风险。把每一个新的风险写在你的笔记里，这样你就可以清楚地认识它们。

摆脱完美主义的束缚

当你朝着这个目标前进时，有两个部分必须处理：完美主义和“喂养”它的批评声音。

完美主义

作为一个完美主义者，你最害怕什么？答案可能是被视为无能、被发现不合群，或者更糟，害怕辜负了他人的期望。你认为如果某件事不完美，那就等于失败，也许现在这不再适用于你生活中的每一件事。你可以不化妆去杂货店。你可以和你的老板谈论某些问题。但对于那些真正重要的事情，你的衡量标准又会不同。内心那个挑剔的声音时刻准备着严厉批评你，让你陷入羞愧。

反思 45：挑战“无能”的标签

在笔记上写下三个你担心会导致自己被贴上“失控”标签的具体行为（记住，担忧只来自你自己的感知），然后分析风险是什么。比如，“在我的下一次工作会议上，我将寻求他人的建议来解决问题——风险是可能被人认为我不能独立做出决策”“在我和朋友们团聚的周末，我会诚实地告诉他们，我的孩子辍学了——风险是被别人看作糟糕的家长”“今天下午史黛西过来的时候，我不会再特意把放在外面的衣服收拾好——风险是被人认为我很邋遢”。

这些例子都反映出你正在把自己从对完美的执念中解放出来。

现在选出这三个行动中最容易的一个，然后鼓起勇气去做。这是你勇敢选择如何生活的起点，让你不再被恐惧支配。你周围的人可能会有点儿惊讶。但要记住，你这么做是为了你自己，而不是为了他们。

你内心的批评声音

多年前，一位主管对我说：“羞愧是一种有益的情绪，如果持续十秒钟以上，它就会刺激你行为上的改变。”在做了多年的心理治疗师之后，我对此非常赞同。但是，当羞愧感一直持续以及过于强烈时，问题就出现了。

所以，让我们采取行动，减少羞愧感。从做一件会让内心的批评声音告诉你“你不重要”“你不够高效”或者“这件事不是今天计划的一部分”的小事开始。你要做的是重视你此刻的任何情绪或感受。在需要去干洗店取走衣服时，直接从门口走过去买冰淇淋。周六早上起来完全随性地做些事情。给你的精神放一天假，做一些让自己愉快的事，不要再用任务来填满这一整天。当然，如果你不能一整天都这样，从下午开始也可以。

你内心的批评声阻碍了你享受当下，因为你认为你必须让事情始终朝着“正确”的方向发展。别想太多，只是坐上你的车，朝你想要前往的任何方向行驶，去观赏沿途的风景。如果你遇到了暴风雨，那么暴风雨正是你所需要的。开始练习如何抓住并阻止那个批评的声音（我头脑中叫“鲍勃”的小精灵），他此时会抬头看着乌云说：“这样做真的很愚蠢。”

反思 46：学会随性，尊重自己

在这个练习中，你需要选择三个时间点。可以是周二中午，也可以是周六下午三点。接下来，在你的手机上设置相应的闹钟来提醒你。当闹钟响起的时候，检查自己是否正沉浸在对完美主义的执念中。如果是，那么及时调整自己，顺应此时此刻你内心的想法和你的需要。

你现在有什么感觉？心情怎么样？问问自己：“我现在想做什么？”遵从你的内心，不要评判。也许你并没什么特别想做的事，你可以告诉自己：“但我得做点儿别的事。”你可以做一件很小的事情，比如喝一杯咖啡，只要它是你此刻的需要或渴望，你就可以让它变得重要。

记录下这个练习对你来说是什么感觉，并坚持下去。享受生活吧！

让别人承担一些责任

现在该解决你总是承担过多责任的问题了。你需要放弃对一切的控制，尽管你认为这是有风险的。新的自由将来自对你自己、你的时间，以及你逐渐衰减的能量的重视。告诉自己：“我承担得已经足够多了。”

这会给你带来怎样的后果？与前面类似，后果可能是担忧别人投来评判的眼光。而更隐秘的内在后果可能是一种新的暴露感或困惑感。当你真的有了更多时间，你会做什么呢？你会通过忙碌来隐藏自己。其他令人不适的后果可能是，当你把责任分给其他人时，如果别人没有按你期望的方式去做，你会感到愤怒或失望。或者，当你作为旁观者，体验这种新的感觉时，你可能会感到不安——你是否真的被需要？你这样做会被欣赏吗？

你可以看到，新的风险是我们一直在讨论的情绪冲击。但冒这种风险是值得的，因为它也会让你从非常沉重的责任中解脱出来，并带给你选择新生活的自由。

反思 47：用我的时间做什么

选择三种可以为你腾出时间的冒险行为，并决定你想用这些节省出来的额外时间做什么，而不是你需要或必须做什么。你可能会决定，“我要放弃食品银行[1]的负责工作”“我不会去当学校节日活动的志愿者，即使被人认为我在袖手旁观”（记得劳拉吗？），或者“当我被问到是否有时间组织这项活动时，我会诚实地说没有”。

这些额外的时间会让人无比自由。但你要记住第一次放松和享受自由时间是什么感觉。还是那句话，选一个最简单的去做。然后，写下你的结果！

1　food bank，指一种专门接济当地穷人、发放食品的慈善组织。

学会应对情感上的痛苦

我在这里要教你的是，停止忽视过去伤害你的以及现在可能伤害你的事情。这样做的目的是给过去（或现在）的创伤、虐待或忽视贴上标签，同时提高自己应对痛苦的技能。多年来，你一直在回避它。现在是时候带着自我同情而不是羞愧去面对它了。

是的，这样做会让你感到不舒服或者很别扭。但我也邀请你思考其他能让你更接近痛苦的方法，而不是把它推开。这需要练习，但你可以做到。

反思 48：感受痛苦的练习

这个练习有助于培养更多的自我同情，这是羞愧感的解药。首先，拿出自己在不同年龄阶段的照片。你还记得的什么事发生在拍这张照片的那一年？写下你看到或记得的事情。你也可以给朋友看，或者把照片贴在你的时间轴上。

其次，给那时的自己写一封信。你想说哪些你希望自己当时就知道的事呢？那个孩子需要知道的哪些事没有人告诉过他？你对第二个问题想说的通常是："不知道这些并不是你的错。"让那个孩子给你回信也会很有意义。这个孩子需要你了解他的什么事情？试着用你的非惯用手写第二封信，结果可能会令人惊讶。关于这个方法的理论各不相同，但其中一种是，使用大脑的非优势半球可以让你找出其他的感觉或记忆。

最后，回到曾经发生过痛苦回忆的地方也能让你更接近伤害你的东西。很多人可能还记得，在《阿甘正传》(*Forrest Gump*)里，阿甘和珍妮走到了珍妮小时候和父亲同住的木屋前，珍妮发了疯似的向木屋扔石头，之后无法控制地啜泣。你可以找个人陪着你，这样你就不会孤单了。

在这里请小心。如果你有分离障碍[1]，或者被诊断患有创伤后应激障碍，这样做可能不安全，即使是和朋友一起也一样。你需要一个值得信赖的治疗师来帮助引导你度过这样的经历。

你可能也会想到其他感受痛苦的练习方式，比如向家人或老朋友问问题。但现在是时候决定要采取哪些行动了。

和前面一样，先进行最容易做的练习，然后转向更难的，记住我的警告，如果创伤对你造成的影响太深，请不要单独行动。另外不要忘记在笔记中记下你的体验。

1　分离障碍的特征是意识、记忆、身份、情感、感知、躯体表现、运动控制和行为的正常整合的破坏和/或中断。分离障碍通常见于创伤后，而且症状较多，包括对于症状感到难堪和困惑或是企图隐藏。

远离忧虑，走向平静

所有人每天都要面对下一刻的未知情况。如果你时刻担忧，想要避免自己和你爱的人遭遇潜在的危险，那么你的焦虑值就会飙升。你可能正遭受着这样的煎熬。然而，放弃担忧对你来说是很难的。因为，你认为“担忧可以让我有控制感。我在预测什么会出错，然后做些什么去预防”。当你对自己这样说时，你是在为自己的过度担忧辩护。实际上，担忧会占据你的头脑，成为你仅有的情绪——并让你深陷其中。

如果你正在努力抑制自己的担忧，我下面提出的类比可以很好地描述这种状态。想象一下，你手中有一支笔。首先，你用尽全力紧紧地握着它，你的手因此而颤抖。然后换一种方式。你不再用全力，而是只用一点儿力，但仍握得很紧。哪一种方式让你精疲力竭？第一种。哪一种方式能让你在突发情况下及时做出反应？第二种。这就是平静会带给你的好处。

反思 49：学习保持冷静的技巧

现在请选择三件你想做的事情来抑制或正常化你的担忧。我将提供一些建议。一种方法是单独写一本“忧虑日记”：准备一个日记本，在每天的同一时间坐下来，花十分钟写下你所担心的一切事情。然后把日记放在一边，告诉自己："到明天的同一时间之前，我都不会再为那些事担心了。"如果你不小心错过了时间，就拿出手机，给自己写张便签，写下你想到的担忧。还是把这些担忧收起来，直到明天。通过这个练习，你会在重视你的担忧的同时，又约束它的程度。

你也可以回顾反思4，看看你对担忧的看法。但是记住，现在你要专注于行动！你可能会决定"我要买一本关于如何停止担忧的书""我要在手腕上系一根绳子，提醒自己不要过度担忧""与其担心，我不如去寻找可靠的信息"或者"我今天要下载一个冥想的应用程序，并且早起20分钟来练习"。给自己一个承诺。带上你的勇气，深呼吸，然后全力以赴。

用创造力和娱乐为生活增添色彩

你有多久没在走路时情不自禁地跳起来了？好吧，我们马上就知道了。因为在这里你可以开始玩耍，发挥创造力。成就是帮你建立自尊的最好伙伴，但如果你过于重视它、失去平衡，它就变成一个奴隶主，逼迫你时刻不停地工作。所以反思50中提到的列表将为你提供这种平衡。是时候了，告诉自己"我已经做得够多了"，然后说出"我想去玩耍，去享受乐趣，不带任何压力"。

你可能会对娱乐感到极度不适。你可能会想："如果我在家什么都不做，别人会怎么看我？""如果我的领导在野餐时看到我，而且她知道我的项目并没有完成，那该怎么办？"或者"如果我今天只画画，会怎么样呢？"很明显，如果用你的完美主义思维去看待这些，那么你会是一个游手好闲的人，一个一事无成的人。看吧，又是那种孤注一掷、非黑即白的思维。

反思 50：学习如何娱乐

面对你的批判性思维，请完成一个列表，列出你喜欢的任何好玩的、有创意的或令人愉快的事情。你可以写"我每周会上两次瑜伽课""我要拿出我的旧钢琴书，弹一弹我喜欢的曲子"或者"我要给一个很要好的朋友打电话，一起计划周末干点儿什么"。

现在行动吧！将你想做的十件有创意或有趣的事情写在列表上。然后选出最简单的一件，尽快去做。我迫不及待地想让你感受娱乐带给你的幸福。写下你在娱乐过程中发现的东西。用轻快的步伐去完成吧。这感觉一定很棒。

允许别人进入我的情感世界

让别人进入你的世界，让他们真正了解你，这是你从没有做过的事情。这是一个机会，让关心你的人知道他们对你的重要性，让爱你的人知道被依赖的感觉有多好，让他们知道你重视他们的意见，让他们知道即使有冲突，你和他们的关系也不会疏远。

在最后一章，我们将更多地讨论你敞开心扉时可能遇到的各种反应，以及如何处理这些反应。如果你对敞开心扉还有犹豫，你可以先跳过这一步，去看看最后一章。

反思 51：敞开心扉

选择你想要敞开心扉的三件事。你可能会决定："我要与我的伴侣谈论一下我们关系是否应该有所改变。""今天我要和我的主管谈谈我妈妈的病。这件事在影响我的工作，但我却一直试图掩盖它。"或者"我会打电话给几天前见过我的朋友，她曾问过我：'你还好吗？'我笑了笑，没有回答。今天我要告诉她，她是对的——我并不好。"

今天就是你开始学习敞开心扉的机会。写下你每次坦露真实自我时的体验。你能做到的！

学习自我同情

我们的进程已经完成了大半了！我希望你对自己所做的改变感到兴奋。你应该对自己感到骄傲。

与自我同情相关的技能有哪些？其中一种是关注自身，这项技能的关键是检查你在身体上、心理上、情感上和精神上的感觉。重视这些感觉，因为你自身就很重要！当你精力足够时，你可以用有趣的方式来挑战你耳边的批评声和不合理的信念。但如果你累了或生病了，如果你感觉头脑一片混乱，如果你的情绪枯竭了，如果你感觉心不在焉，那么关注自身就是自我同情的最好方式。

当然，自我同情还有其他方式，比如自我宽恕和自爱。但同样，我们关注的是行动。你今天能做些什么去培养更健康的生活方式？

反思 52：我很重要

再一次，请列出你在下个月想做的三件事，任何能够滋养你的精神、思想和身体的事情都可以，比如做一次按摩、逛逛书店、去上你的第一堂攀岩课。

稍作休整，然后继续前进！别忘了在笔记本上记录下让自己变得重要之后是什么样的感受。

认识并管理我的健康问题

你很难承认自己有其他心理或身体健康问题。虽然你知道自己已经心力交瘁，但你告诉自己这很正常。当你强迫性地在网上购物时，你相信自己只是在放松。当你为了成为朋友中最瘦的那一个而在暗地里减肥时，你相信自己只是吃得很“健康”。当你烦躁不堪时，你指望药片能让你平静下来。但每个人或多或少都在这么做，不是吗？

是时候现实地评估你自己的健康状态了。这将需要你尽可能客观地审视自己，而你的不安会在此时咆哮着出现。在医院或者心理咨询室中完全诚实地暴露自己的情况会让你感到脆弱。你不希望那些曾经帮助你保持控制感的东西被夺走或被质疑。现在，你需要倾听那只善狼的声音，它正为你真正的幸福而战斗。仔细听，听听它在告诉你什么。

反思 53：照顾自己的需求

请列出三件能让你更好地照顾自己健康状态的事。记住，你不是在寻找短期的权宜之计，你是在寻找一条通往身心健康的长远道路。

去做一次健康检查，与医生坦诚地谈论你可能一直忽略的疼痛或不适感。与心理治疗师预约个时间。找一找与你身心状况有关的书或其他资料。去健身房。与你的心灵导师谈谈，寻求指导。获得更多的睡眠。与营养师预约，或者吃得更好。这些活动的共同主题是弥补曾经失衡的东西。

写一写你在关注自己的需求时遇到的困难。当你这样做的时候，你有什么感觉？

同时关注到事物的两面

感恩和觉察是相伴而生的。你可以在心怀感恩的同时，承认生活给你带来的压力。你的恐惧可能会在此时大声疾呼，告诉你“你没有抱怨的权利”“你必须要有抗压力”“如果你承认压力，那么他人可能会看不起你或认为你在乞求怜悯”。我还可以继续说下去。然而，正如一个硬币的两面，每一个选择都有利弊，每一种情况都有它的好处和坏处。

还记得我们说过的好事的“底面”吗？底面会引发下列想法——“我爱我的新工作，但现在通勤很困难”，或者“我很高兴得到了剧中的角色，但我不确定我将如何处理学校的问题”。表达消极的一面并不会否定积极的一面。即使你有一点儿抱怨，那又怎样？我们都可以时不时地抱怨一下。

接下来的反思列表会有点儿不一样。我希望你不仅觉察到某些事情的消极面，还要和你的朋友们谈论这件事，并探讨如何处理它。听听他们的看法将会很有意思。你可能选择了与和你相似的朋友（都有一定的完美主义倾向）一起讨论，当你试图谈论事物的消极面时，他们会急切地想要把讨论转回积极面，或者想要专注于解决问题，而不是让你谈论你的烦恼和压力。你可以做一场实验，看看你的朋友里谁能真正关注到消极的一面。

反思 54：关注消极的一面

选择三个生活中的消极面，以及三个你想要与之谈论的朋友（或更多）。你可能会决定，“尽管我受伤的肩膀已经在慢慢好转，但它并没有从手术中恢复，我要和拉里谈谈这件事有多么令人沮丧”“我会向金德拉敞开心扉，告诉他我的孩子在足球队的表现非常出色，但我不知道我们一家人将如何应对接下来的旅行”。你的目标是坦诚地、不带羞愧感地进行这样的对话。

祝你好运！之后，记得写下你在敞开心扉时的感受。

培养关系中的脆弱性和亲密性

本书的最后一章将专门讨论这个话题。但你已经可以开始识别那些你用虚假的面具建立起来的人际关系。邀请你的配偶或朋友与你一起参与本书中的反思练习，让他们知道你的秘密和脆弱，向他们承认你的压力，给他们展示一个真实的你。你会发现你曾经主动（无论是有意还是无意）创造的孤独正被瓦解。而且你也让你爱的人知道，你不仅想改变自己，还想改善你们之间的亲密关系。你想让对方也把自己的脆弱展示给你。

反思 55：勇敢去建立真正的亲密

现在我们开始吧。选出三种你与他人保持距离的方式，不管对方是谁。接下来，想一想你要做什么来改变这种行为。例如，与其对每个人说“我很好”，不如决定至少告诉一个人自己的真实情况。当然，也许事实就是你今天过得非常棒。或者你可能会说：“你知道的，我有点儿身体不舒服。所以我要去看医生，看看是怎么回事。”换句话说，你选择向他人更多地展示真实的自己，并希望别人也这么做。你可能会决定，“我要与我的妻子共进晚餐，并建议我们不要谈论孩子，我只想与她过二人世界”。

这十个目标以及相关的练习对你来说是一个全新的开始。你将会一次又一次地使用这个过程去注意、识别、理解和冒险。真是了不起，你已经走了这么远！这需要坚持和勇气。

在下一章，我们将关注可能阻碍你继续这段旅程的个人问题。但你已经取得了非常多的成就。走向自由和自我同情的每一步都是在喂养那头善狼，并确保它在战斗中获胜。

第三部分

新　生

愿我的笑容发自内心，愿真实的我自在遨游。

第九章
拥抱现实，摘下完美的面具

当你第一次做陶艺时，你的双手并不能让陶泥按你的意愿组合，最后你得到的是一团湿漉漉的泥。不过，经过练习之后，你就能熟练地运用陶泥创造出实用而美丽的作品。

——斯蒂芬·巴彻勒（Stephen Batchelor）

《非信仰的佛教》（*Buddhism Without Beliefs*）作者

感受悲伤是治愈的最后一个阶段的起点。这一点我怎么强调都不为过。一旦你开始了解你多年来为了掩盖真相而付出的代价，你的悲伤会让你难以承受。但允许自己悲伤是很重要的。你在为隐性抑郁的根源而悲伤，你在为它对你和你所关心的人的生活造成的影响而悲伤。试着不再害怕悲伤。记住，如果你现在已经发现了将抑郁隐藏起来的是什么，如果你已经开始诚实面对自己的感受，你接下来还需要处理抑郁本身。

你可能在前面听说过，治疗的过程就像剥洋葱，是一层又一层的，每剥开一层都会产生新的意识水平。这一解释听起来好像只是心理学专业人士因为想保住自己的业务而故弄玄虚。但事实并非如此。

当你开始一段心灵探索之旅时，你不能确定其中有多少层。这和我们之前讨论的俄罗斯套娃的比喻是一样的——许多小套娃被包裹在一个大套娃里面，里面套娃的数量会让人很惊讶。

斯蒂芬·巴彻勒在他的《非信仰的佛教》一书中指出自我的意识是混乱的和不断变化的："那么，我们到底是什么，不就是我们头脑中不断重复、编辑、审查、修饰的故事吗？……当我们不再执着于将日常的行为和习惯作为保持自我的方式时，我们才能自由地塑造自我。"

你现在就在这么做。你正行进在寻找重塑自我的方式、成长的方向以及克服抑郁的方法的道路上。

在第六章和第八章中，我们讨论了十个让你拥有更多生活选择的目标。在你的笔记中，你列出了为了朝那个目标前进而愿意承担的不同风险。

我说"朝目标前进"而不是"实现目标"的原因之一是，我想强调改变以及冒险是一个持续的过程。你可以在任何时候选择停下来。然而，每一次冒险都会带来一种全新的自由感，并促使你计划下一次、再一次的改变。这是令人兴奋的，也是可怕的。但这会让你感到真正的生命力。

在这一章中，我们将重点关注个体在这一过程中可能遇到的四种问题。在前面（反思 40），我们关注的是那些阻碍你开始改变的潜在因素。现在你已经开始了，并且做得很好。但是，在拐角处会有什么让你停滞不前，或者让你回到曾经隐性抑郁的生活模式中？

- 对某些精神疾病症状的混淆或低估。
- 把犯错定义为失败，而不是过程的一部分。
- 无意识的触发点。
- 陷入悲伤的某个阶段。

让我们逐一谈谈这些问题。

辨别与应对：与四种精神障碍的区别

我们可以在很多症状中找到完美主义的影子，比如各种形式的焦虑、进食障碍、身材焦虑和自尊问题等。但除了抑郁症本身，还有四种精神障碍与隐性抑郁有共同的特征。重要的是，不要低估或忽视这些另外的精神问题。它们的存在可能是诊断和治疗的关键。正如我多次强调的那样，隐性抑郁并不是一种诊断，而是一种综合征。因此，错误地将下面提到的其他精神问题都归为隐性抑郁或者低估它们的重要性可能会阻碍你的治疗和成长。

完美隐藏的抑郁与双相 II 型障碍

首先让我们简要地看看双相 II 型障碍。这是一种周期性的精神障碍，意味着你可能会经历频繁且无法解释的情绪变化。可能在前一秒你还感到兴奋和精力充沛，但下一秒就会抑郁发作。这些转变可以以不同的速度发生（这里并没有包括另一种双相情感障碍——双相 I 型障碍，因为它的躁狂症状更明显，因此不会与隐性抑郁混为一谈）。所以，如果你是一个事业成功、精力充沛、焦虑不已、睡眠不足的人，那么你是有隐性抑郁还是处在双相 II 型障碍的精力旺盛阶段？

> 根据 DSM-5 的定义，**双相 II 型障碍**必须符合下列目前或过去的轻躁狂发作和目前或过去的重性抑郁发作的诊断标准：
>
> **轻躁狂发作**是在至少连续 4 天的一段时间内，几乎每天和每天的大部分时间，有明显异常的、持续性的高涨、扩张和心境易激惹，或异常的、持续性的活动增多或精力旺盛。
>
> 轻躁狂发作还需要存在 3 项（或更多）以下症状：

- 自尊心膨胀或夸大；
- 睡眠的需求减少；
- 比平时更健谈或有持续讲话的压力感；
- 意念飘忽或主观感受到的思维奔逸；
- 自我报告或被观察到的随境转移；
- 目标导向活动（社交、工作、学校或性方面的）增多或精神运动性激越；
- 过度地参与那些结果痛苦的可能性高的活动（例如，无节制的购物，轻率的性行为，愚蠢的商业投资）。

*重性抑郁发作*是在同一个两周时期内，出现5个以上的下列症状，表现出与先前功能相比的变化，其中至少1项是心境抑郁或丧失兴趣或愉悦感：

- 几乎每天大部分时间都心境抑郁；
- 对于所有或几乎所有活动的兴趣或愉悦感都明显减少；
- 在未节食情况下体重明显减轻，或体重增加，或几乎每天都食欲减退或增加；
- 几乎每天都失眠或睡眠过多；
- 几乎每天都精神运动性激越或迟滞；
- 几乎每天都疲劳或精力不足；
- 几乎每天都感觉自己毫无价值或感到过度、不恰当的内疚；

- 几乎每天都思考能力减退或注意力不能集中，或犹豫不决；
- 几乎每天都反复出现死亡的想法，反复出现自杀意念、某种自杀企图或有某种实施自杀的特定计划。

再一次，我想用自己的人生故事引出你们的一些思考。大约在我第二次离婚的时候，我曾因惊恐发作而寻求心理医生的帮助。现在回想起来，那位医生并不是很有能力，尤其是作为一名心理医生来说。那时我也没有接受他的治疗很长时间。在他看来，我对事业有充沛的精力（我当时还在读研究生），我（看起来）能够专注于工作从而远离痛苦的情绪，我还可以同时处理多项任务。因此，他将我诊断为轻躁狂。他给我开了稳定情绪的药物锂盐。我服药一两个星期，几乎每天都无精打采。这位医生在这一点上大错特错，我没有轻躁狂。我在羞耻和悲伤中挣扎，而且巧妙地用完美主义掩盖真实的自己。

强烈地专注于完成任务是你的天性之一，你可能会表现得非常拼命，就像我在研究生院时一样。在隐性抑郁中或双相Ⅱ型障碍的轻躁狂期，你几乎没有放松或停下来的时间。然而，患有双相Ⅱ型障碍的人可能会经历一种过度兴奋的状态，伴随着焦虑和激动，然后滑向悲伤或抑郁。这种情绪波动对周围人来说是显而易见的，并且会显著影响当事人的日常功能。

那些隐性抑郁患者不会陷入明显的抑郁中。他们也不会觉得自己不可一世。这两者对他们来说都不被允许。

如果你正经历这种循环，那么你需要和心理医生谈谈，以确定这些区别。也要记住，在患有隐性抑郁的同时，你仍可能会有一些双相Ⅱ型障碍的特征。请多了解自己并在需要时及时寻求帮助。

完美隐藏的抑郁与焦虑障碍

大多数人都会流露出一些轻微的担忧或焦虑。也许你对诸如“这次采访让我很紧张”或者“在夏天到来前我必须减掉三千克”的焦虑很熟悉。然而，真正的焦虑症带来的压力要沉重得多。焦虑症有很多类型，但有两种很重要，值得讨论。一种是广泛性焦虑障碍（generalized anxiety disorder，GAD），它与隐性抑郁有一个共同的主要特征——担忧。

患有严重广泛性焦虑障碍的人经常抱怨，他们无时无刻不在想象着灾难和危机的发生。但他们可能会觉得这些想象其实是对危机的一种预测。对他们来说巨大的危险不仅是潜在的，而且是现实的。他们无法停止担忧，就好像他们正在观看一段不知道如何关掉的视频。这个非常难处理的问题并不属于隐性抑郁的表现。

广泛性焦虑障碍的特征是在至少 6 个月的多数日子里，对于诸多时间或活动表现出过分的焦虑和担心。根据 DSM-5，该障碍的特征还包括个体难以控制这种担心。下列症状中至少存在 3 种才能满足诊断标准：

- 坐立不安或感到激动或紧张；
- 容易疲倦；
- 注意力难以集中或头脑一片空白；
- 易怒；
- 肌肉紧张；
- 睡眠障碍。

广泛性焦虑障碍与隐性抑郁的共同之处在于担忧普遍存在。

里德·威尔逊（Reid Wilson）在他的《惊恐症》（*Don't Panic*）一书中讨论了广泛性焦虑障碍中的担心："广泛性焦虑障碍并不是惊恐的主要特征……超过 90% 的人整天都在担心一些无关紧要的小事情……'我在这个工作环境中会失败吗？''他们会接受我吗？''我的孩子们会在学校受到伤害吗？''如果有一天我还不上房贷怎么办？'……那些患有广泛性焦虑障碍的人更关注自己无力应对的外部事件。"

也许你可以在这里看到广泛性焦虑障碍的担忧和隐性抑郁的担忧之间的区别。在隐性抑郁中，你的担忧更可能集中在对暴露和失控的恐惧上。你对自己处理内在压力或外部压力的能力感到自信，这与广泛性焦虑障碍患者不同。事实上，这是你似乎做得很完美的事情。

广泛性焦虑障碍和隐性抑郁之间还有一个重要的区别。

请再次快速浏览一下广泛性焦虑障碍的症状。在隐性抑郁中，你尽可能地隐藏你的焦虑，在外界看来你将事情都处理得很好。正如莱西所说："我可能会担心很多事，但在别人看来，我好像对所有事都胸有成竹。"然而患有广泛性焦虑障碍的人无法向外界隐藏自己的焦虑，他们被称为"忧虑者"，当为人父母时，他们可能会不断提醒孩子"危险"。忧虑会侵入他们的思维，以至于他们常常难以正常生活和工作。严重时他们会待在屋里，将自己与这个世界隔绝。

完美隐藏的抑郁与强迫症

我们之前也讨论过，一个患有隐性抑郁的人可能也具有强迫症的特征，这是另一种焦虑障碍。

> **强迫症**的特征是存在强迫思维、强迫行为或两者皆有。强迫思维或强迫行为是耗时的（例如，每天消耗 1 小时以上）或这些症状引起具有临床意义的痛苦，或导致社交、职业或其他重要功能方面的损害。

根据 DSM-5 的定义，**强迫思维**被定义为：

1. 在该障碍的某些时间段内，感到反复的、持续性的、侵入性的和不必要的想法、冲动或意向，大多数个体会引起显著的焦虑或痛苦。

2. 个体试图忽略或压抑此类想法、冲动或意向，或用其他一些想法或行为来中和它们（例如，通过某种强迫行为）。

强迫行为被定义为：

1. 重复行为（例如，洗手、排序、核对）或精神活动（例如，祈祷、计数、反复默诵字词）。个体感到重复行为或精神活动是作为应对强迫思维或根据必须严格执行的规则而被迫执行的。

2. 重复行为或精神活动的目的是防止或减少焦虑或痛苦，或防止某些可怕的事件或情况；然而，这些重复行为或精神活动与其旨在中和或预防的事件或情况缺乏现实的连接，或者明显是过度的。

强迫症反映了一种强迫性需求，即做某些事情以试图控制焦虑。例如，如果你有强迫症，你可能会不停地为每件事列清单、被迫做某种重复的仪式、无法灵活变通、着魔似地数身边的物品，或者必须把家里打扫得一尘不染，甚至深夜两点起来拖厨房的地板。

患有典型的隐性抑郁的布里塔妮也有一些强迫症的特征，她认为自己必须保持每日十分详细的日程。她的日程表被塞得满满的，贴满了便利贴和标签，其他人几乎看不懂。尽管她在给我看日程表之前还努力“清理”了一下，但她还是不好意思给我展示。她对自己的严苛要求让人看了很难过，但她觉得保持这种一丝不苟的日程会让自己得到安慰。

还是那句话，和心理健康专业人士聊聊广泛性焦虑障碍和强迫症能帮助你厘清这些区别。与双相 II 型障碍一样，你面临的问题可能不是非此即彼的，而是兼而有之。我们的目标是让你尽可能清楚地了解自己的症状，这有助于排除一些错误的判断。你不是在自找麻烦，而是在确保自己得到所需的帮助。

完美隐藏的抑郁与边缘型人格障碍

边缘型人格障碍（borderline personality disorder，BPD）的主要特征之一是生活被强烈、冲动和不稳定的情绪支配。那些边缘型人格障碍患者的生活充满了情绪混乱、戏剧性的起伏、自我毁灭倾向、自杀企图，以及对被遗弃的强烈恐惧。

> 根据 DSM-5 的诊断标准，**边缘型人格障碍**的特征是一种人际关系、自我形象和情感不稳定以及显著冲动

的普遍心理行为模式；起始于成年早期，存在于各种背景下，表现为下列5项（或更多）症状：

1. 极力避免真正的或想象出来的被遗弃（注：不包括诊断标准第5项中的自杀或自残行为）。

2. 一种不稳定的、紧张的人际关系模式，以极端理想化和极端贬低之间的交替变动为特征。

3. 身份紊乱：显著的持续而不稳定的自我形象或自我感觉。

4. 至少在两个方面有潜在的自我损伤的冲动性（例如，消费、性行为、物质滥用、鲁莽驾驶、暴食）（注：不包括诊断标准第5项中的自杀或自残行为）。

5. 反复发生自杀行为、自杀姿态或威胁，或自残行为。

6. 由于显著的心境反应所致的情感不稳定（例如，强烈的发作性的烦躁，易激惹或是焦虑，通常持续几个小时，很少超过几天）。

7. 慢性的空虚感。

8. 不恰当的强烈愤怒或难以控制发怒（例如，经常发脾气，持续发怒，重复性斗殴）。

9. 短暂的与应激有关的偏执观念或严重的分离症状。

那么，为什么边缘型人格障碍患者会认为自己其实是患有隐性抑郁呢？我在与边缘型人格障碍患者接触时，经常听到他们说自己好像有一个黑暗、非常空虚的部分，这个部分正逐渐被绝望、孤独、自我厌恶或愤怒填满。一位患者将它称为“一个试图将我生活中任何美好事物都吸走的黑洞”。这种黑暗、空虚的部分，可以与隐性抑郁的“自我隐藏”重叠，或看起来类似。我的另一位边缘型人格障碍患者说：“完美隐藏的抑郁正是我的感受。我一直在隐藏。我可以拥有两副面孔。”

克里斯蒂娜·安·劳森（Christine Ann Lawson）在她的杰出著作《超越让你备受折磨的母女关系：理解边缘型母亲》（*Understanding the Borderline Mother*）中描述了这种边缘性的二元性。她指出，识别出患有边缘型人格障碍的人可能很困难，因为他们在非亲密关系中看起来很正常，他们有“与内心不同的外在性格”，他们“在结构化的环境和特定的角色中表现良好”。这里的一些表现听起来与隐性抑郁非常相似。

但两者之间驱动行为的因素却截然不同。事实上，隐性抑郁和边缘型人格障碍的驱动力可以被认为是处于情感的两端。理性和过度担忧主导了隐性抑郁患者的日常，而边缘型人格障碍患者则被剧烈的情绪与冲动支配。

它们是不一样的，这既是好消息又是坏消息。如果你在边缘型人格障碍的标准中看到了自己身上的症状，请务必寻求帮助。有一些特定的治疗方案，比如辨证行为疗法，可能会非常有效；

通过努力，你可以过上更加稳定的生活。

反思 56：我需要考虑我可能患有其中的某些障碍吗？

当你读到那些与隐性抑郁具有相同特征的障碍时，你可能会想，“哦！这描述的就是我”，或者“天呐，我以前也有过这种感觉”。然而，我们都有干劲十足的时候，也都有害怕孤独和担惊受怕的时候。如果你被这些情绪支配，你可能会错误地将一些事情当作病态的，但这是我们大多数人都会做的事，而且是正常的。

请尽可能客观地看待这些诊断标准和你的行为。写出你是否符合这些不同的诊断类别。然后，如果你愿意，和你的家庭医生、精神科医生或治疗师约个时间，与他们客观地讨论你的症状。你不想对自己的状况疏忽大意，但你也不想过度担忧，因一点小事而担惊受怕。你只是想确保你了解了必要的基本情况。如果你正在与真正的心理疾病做斗争，以上信息可以给你很好的指引。

不要害怕，犯错只是过程的一部分

我已经说过很多次了，未知的痛苦比熟悉的痛苦更可怕。当你试着表现得不一样，做一些“不像”自己的事情时，这种未知的风险会让你感到不适。毕竟，隐性抑郁无时无刻不在影响你，一直到它消失。因此，改变对你来说可能很难。

作为一名治疗师，我看到过人们试图用很多不同的方式改变自己的生活。通常，这些努力在最开始很有成效，然后……砰！你会措手不及，不知道该怎么做。你的压力水平高到让你再次求助于老办法——熟悉的（即使不健康的）应对策略。这在某种程度上解释了为什么戒酒多年的人会酒瘾复发，为什么那些已经学会了更健康的沟通技巧的夫妇在遇挫时又会爆发争吵，或者为什么你的健康饮食计划因孩子住院而彻底失败。我们都有这样的时候。要避免这些，你就必须时刻保持自律和自我意识。

当你发现自己又“求助于老办法”时，你可能会非常懊恼，感到无力实现自己的计划，或者你能意识到这是过程的一部分。

当你又回到旧的习惯或模式时，告诉自己这并不是失败是至关重要的。你正在学习中，犯错也是学习的一部分。你的意图和承诺可以随时根据需要进行更新。

我想重复这一点：挫折是你成长的一部分，犯错也是成长的一部分，在退步时以同情的态度对待自己同样是成长的一部分。培养一种新的生活常态需要时间。记住，你关注的是过程，而不是目的。

别忘了羞耻感的作用（还是名为“鲍勃”的小精灵的声音）。它会在你犯错时提高嗓门，冷笑道：“你看，我告诉过你读这本书是没用的……你是在骗自己吗？你还不如现在就放弃。”

允许自己在每一次犯错后调整目标，你就会坚持到底。但如果放任自己感到羞愧，你就会再次戴上完美的面具。

修复创伤：寻找无意识触发点

与让你在成长的路上受挫、退回到老样子和想要隐藏自己有关的东西都可以叫作触发点。

什么是触发点？下面是一个例子。

玛格丽特的故事：由高尔夫触发的愤怒

一个星期六的早晨，我儿子正在蹒跚学步，我的丈夫站在厨房里，天真地大声问：“我今天能去打高尔夫球吗？”

要知道，自从我们的儿子出生以来，他大概只去过两次高尔夫球场。他会给儿子换尿布、喂奶，尽他所能做一个好爸爸。他不是超人，却是一个伟大的爸爸。所以在我当场爆发的时候，我们俩都惊呆了。

“你想去打高尔夫球是什么意思？”我喊道。

他看起来被吓呆了，我也惊呆了。泪水立刻涌上了我的眼眶。我不能怪荷尔蒙，这是肯定的，因为我儿子当时已经两岁了。

突然间，我回忆起了一件多年来一直没想过的事。我的父亲是一个狂热的高尔夫球爱好者，经常在星期六休假的时候去打高尔夫球。我和母亲被留在家里，她悲伤且频繁地向我抱怨他们之间的关系。

在那个星期六的早晨，我完美隐藏的、非常遥远的愤怒突然冲了出来，就像一列冲下山坡的火车不可阻挡。

就在那一刻，沉睡在我潜意识里的那些东西突然涌入了我的意识中。触发点反映出某样东西对你现在有强大的影响，因为它与过去有关。

有意识的触发点

我们都有情感或精神上的触发点，其中很多我们都知道，这些是有意识的。有些触发点是令人愉快的。比如当你闻到了烟斗的烟味，想起了你深爱的爷爷；当你拿出节日的装饰品，回忆起家庭成员一起共度节日的时光。你会因此变得很感性。

但许多有意识的触发肯定不是愉快的。胡须带来的刺痛感可能让你想起性侵者；听到一辆半挂车从旁边驶过会让你害怕，因为你之前曾发生过车祸。在最糟糕的情况下，触发点会导致过去经历的闪回，这会让你感觉好像又一次经历了曾经的创伤。汽车的回火声在你耳朵里变成了枪声，让你摔倒在地；几年前曾攻击过你的那种狗出现在你面前，让你惊慌地逃离。

无意识的触发点

还有一些我们在意识中不知道的触发点。还记得马洛里吗？她在小时候大部分时间都处于被忽视的状态。当她得到关注时，她获得的要么是严厉的批评，要么是狂热的爱意。这让她感到困惑，使她在孤独中才能找到安全感。她没有从父母那里体验到温暖的、始终如一的爱。在她后来的生活中，当她的孩子们想和她亲近时，她总感到不舒服，因为过去那种熟悉感会时不时地出现。她被触发了。她的时间轴帮助她看到了这个触发点以及过去对现在的影响。

花一分钟时间回想一下你之前“与情感上的痛苦建立连接”的工作。你设计了一个时间轴，写下你从每个事件中得到的信息。你再次体验到过去重要事件带给你的情绪，然后开始在你的时间轴上识别过去的事件对你现在的行为造成了什么样的影响。

发现无意识的触发点是这项工作的延续。那么，你怎么知道自己是否被无意识地触发了呢？通常情况下，在你被无意识地触发时，你要么对某件事反应过度，要么反应不足。在客观上说，你的反应和当时的情景是不相符的。此时也是你能够了解到早期体验的核心影响（无论是积极的还是痛苦的）的时候。

你的反应就是线索。

也许你小时候受到过情感上的虐待，所以你不会把女友对你的操控看成操控——你反应不足。又或许你小时候被怒斥过，所以当你最好的朋友告诉你他对你很生气时，你就直接得出他要结束这段友谊的结论——你反应过度了。

明显的触发点与隐秘的触发点

触发点可以是明显的，也可以是隐秘的。例如，如果龙卷风在你童年时袭击了你的家，你可能会害怕龙卷风，当龙卷风靠近时，你会变得非常激动。这是一个明显和有意识的触发点。

简萨的故事将帮助我们理解更隐秘的触发点，这些触发点可以让原始的、不健康的生活模式持续存在并运行良好。

简萨的故事：努力寻找触发点

简萨曾经是一个无忧无虑的少女，她迫不及待地想上大学，对未来充满期待。她家庭中的女性是坚强、爱冒险的，她们以坚韧闻名。

一天晚上，当她走在校园里一个黑暗、偏僻的地方时，她遭到了残忍的强奸。除了父母，她没有告诉任何人。袭击她的人戴着面罩，所以她不可能在人群中认出他来。和许多受害者一样，她从未报案。她回家过了一个超长的假期，然后又回到学校。她尽可能地让自己远离创伤，“把它抛在脑后”。

只有当我直接问到关于强奸的问题时，简萨才会提到这件事。她告诉我，她后来再也没有想过这个问题。当被问及这件事对她有什么影响时，她说：“我觉得没什么。”她在性方面没有任何问题，并否定了这件事对她的影响。

她来治疗了很多次。治疗主题总是相同的：她一直被那些欺骗和操纵她的男人吸引。她对她的家人和朋友隐瞒了他们所有的不良行为，表现得好像一切都很好。她在公司的地位不断上升，取得了很大的成功。她将工作的压力当作不断原谅男友的理由——再找新的男朋友太麻烦了。当她终于受够了一个男人而分手时，她会找到另一个对她不好的人。

多年来，我多次对她说，她对自己情感安全的意识和尊重似乎很少，她对谎言和欺骗的反应不足，这可能与被强奸带来的恐惧和无助有很大关系。她会面无表情地看着我，说：“不，不是这样的。”我们讨论了家庭中的行为准则、亲密关系中的问题，以及对自尊的需要，这些都可能是这种自我毁灭倾向出现的原因。她取得了一些进展。然而，就像她封闭自己被强奸的回忆一样，当她发现更多的操纵或更多的谎言时，她会变得麻木和迟钝。

我不敢百分百确定自己是对的。但这是她坚决拒绝去做的一件事。而她现在的行为也没有改变。

简萨的故事说明，对某件事的承认和接受是一个触发点。无论你是反应过度还是反应不足，接受那件事都不像听起来那么容易。

反思 57：我知道自己的触发点吗？

拿出那本熟悉的笔记，回想一下你上一次意识到自己对某事反应过度或反应不足是什么时候。这需要你对自己保持客观，你可以让你信任的朋友协助你解决这个问题。他们可能会帮你认识到，你忽视的事其实是别人所重视的，或者你曾经的愤怒在外界看来并没有明显原因。

请你写下当时的情况，想一想你反应过度或不足的那件事是否就是你的触发点。回顾你的时间轴，看看哪些事件或经历可能是你情绪触发点的源头。问问自己："我在什么时候有过这种感觉？"

在接下来的几天里，试着留意自己的反应。试着注意你是否被触发了，看看你是反应过度还是反应不足。如果遇到了触发点，记下那一刻发生了什么。然后利用你的时间轴看看这与你过去的某件事有什么联系。你可能会问自己："只是一件小事而已，为什么我这么尴尬？"或者："我怎么没注意到她在哭？"这需要练习，但你可以做好！

让我们再来谈谈创伤，这是一种非常痛苦或者令人焦虑的经历，它会唤起深深的脆弱感。它通常是触发点的源头。在制作时间轴时，你很可能就已经发现了创伤性的经历。或者，在寻找触发点的过程中，你可能会给一些你曾经忽视甚至否认的经历贴上"创伤"的标签。

创伤的愈合过程是漫长而艰苦的。如果你现在意识到了你经历过某种创伤，无论是性方面的还是身体上的创伤，无论是发展性还是关系性创伤，去看有创伤治疗经验的心理治疗师是最好、最安全的治愈方法。这并不代表你软弱，这只代表你受到了伤害。在具体治疗方式上，可以使用催眠、眼动脱敏与再加工疗法[1]等特定技术，以及其他可行的方法。你可以向你的治疗师询问哪一种最适合你。

反思 58：我生命中的创伤

现在回到你的时间轴，将那些让你感到极度痛苦和脆弱的经历贴上“创伤”的标签。

当想到把某件事定义为“创伤”时，你可能会下意识地回避这样做，就像你曾经很不习惯“虐待”这个词一样。但是问问你自己，“如果这件事发生在我爱的人身上，我会把它视为他们的创伤吗？”如果答案是肯定的，那就将它标记为“创伤”。

即便如此，你的过去也可能没有任何可以被标记为创伤的经历。然而，很多人是有这样的经历的。如果你有，希望你能开始意识到这些经历给你带来的伤害，并用同情的眼光去看待它。

---

1 Eye Movement Desensitization and Reprocessing，EMDR，由弗朗辛·夏皮罗（Francine Shapiro）于1987年创造，1991年发展为眼动脱敏与再加工。该疗法被认为建构了加速信息处理的模式，帮助患者迅速降低焦虑，并且诱导积极情感、唤起患者对内的洞察、观念转变和行为改变以及加强内部资源，使患者能够做出理想的行为和人际关系改变。

学会安全地表达悲伤

在这一章的开头，我再次强调了悲伤的必要性。但这里会有一个问题：你可能会陷入一个又一个阶段的悲伤。伊丽莎白·库伯勒-罗斯（Elisabeth Kübler-Ross）在《下一站，天堂》（*On Death and Dying*）中定义的五阶段理论是最为经典的，它包括否认、愤怒、协商、沮丧和接受。这些阶段并非像毛毛虫变成蝴蝶一样按部就班，它们并不遵循固定的流程。空虚、躁动、怀疑、悲伤、被遗弃感以及其他复杂的悲伤情绪会围绕在你左右，随机地出现或消失。

在某种程度上，患上隐性抑郁可能意味着你已经在悲伤的否认阶段停留了相当长时间。当你走出否认这个阶段后，还有许多其他的情绪在等着你，而且它们可能让你无法招架。然而，无论这些感觉多么强烈或者多么消耗能量，你都不想陷入其他阶段。但如果你日复一日地对某事愤怒，或者你日复一日地被悲伤折磨，那么你可能陷入困境。

安全地表达这些感觉是非常重要的。无论如何表达，无论花费多长时间，只要对你有帮助，你都可以表达它们。但这些感觉需要在合适的时候出现，而不是弥漫在你的日常生活中。（你可能想回到第七章，回顾一下我们在那里概述的技巧。）

反思 59：评估我的悲伤

回想一下你曾经为之悲伤的事情。然后写下你如何经历悲伤的不同阶段。如果你很难以这种方式洞察自己，描述一下你熟悉的人所经历的悲伤阶段也会很有帮助。你或他是否陷入了某个阶段无法自拔？你或他是否在极力避免进入某个阶段？如果是，你现在想做出怎样的改变呢？

在下一章，也就是最后一章，我们将讨论在你的世界里的人可能如何看待你的这些变化，以及你如何与他们一起努力，以确保你在治愈的道路上走下去。从很多方面说，你的改变在人际关系中影响最为明显。你已经完成了一项惊人的工作。让我们继续前进，把重点放在人际关系上。

第十章
不再隐藏，发现更幸福的生活

> 如果我们看到约定支配了我们的生活，而我们不喜欢这样的生活，我们就需要改变约定。
>
> ——堂·米格尔·路易兹（Don Miguel Ruiz）
>
> 《四个约定》（*The Four Agreements*）作者

到目前为止，我们关注的重点是你内心的变化，这些变化带来了更多的情感自由，挑战了不再需要遵守的旧规则。

但是，当你战胜了隐性抑郁并且决定不再向他人隐藏的时候，又会发生什么呢？在前面的过程中，我已经要求你在合适的时候让别人参与进来，我鼓励你与至少一位值得信赖的朋友分享你的成长之路。无论你在第八章选择进行哪些改变，都可能需要与他人进行更直接、更诚实的交流。

在你读到的那些隐性抑郁患者的故事中，你也看到了由于他们决定不再隐藏，他们的人际关系发生了巨大的变化。你现在可能也想知道，当你以新的面目出现在伴侣、朋友和家人面前时，他们会作何反应。

你们中的一些人可能已经勇敢地迈出这一步了。如果是这样，那就太棒了，我希望你们已经体验到了深化关系的好处。

但对于大多数人来说，这些关系的变化可能还停留在想象中。为什么？因为这种关系的变化绝对是最可怕的变化。当你开始摘下完美主义的面具并敞开心扉时，你就是在邀请别人进入你曾经非常私密的内心世界。你会感到焦虑和暴露。即使你邀请的是你爱的人，或者和你亲近的人（或者你选择变得亲近的人），你仍然会犹豫。因为当你用更诚实、更开放的态度坦露自己的心声时，你也在迎接关系中的改变。你可能会对此相当紧张，但同时也会期待你们的关系朝着更开放、更自然、更能接受不完美的方向发展（正如你正在做的那样）。

特别是与你伴侣的关系。你可能希望他们能够在某种程度上主动地与你沟通，并以一种更真诚的方式探讨你们的亲密关系。你想要创造一种你从未享受过的亲密关系。你想要被爱，想要本来的自己被接受。你想要真正的幸福。没有秘密，没有隐藏。

然而，那个讨厌的批评声音会在这时出现，朝着你尖叫，大喊你没有权利要求别人做任何事情，更不能要求他们考虑改变与你的关系。他们会怎么回应你呢？他们为什么要改变与你的关系？你为什么认为你期望的改变一定会发生呢？如果你听信了那个声音的话语，它就会让你一直畏缩于恐惧之中。

还有另一个问题。如果你的圈子里有一些人无意地或者故意地（这更加糟糕）造成了你曾经的痛苦，进而导致你用完美主义来保护自己，那该怎么办？或者，如果他们一直是你取得成功的重要因素，那又该怎么办？他们会如何看待你的新面目和真实情感？这些关系的变化可能会遇到很多阻力，甚至完全停滞。但另一方面，你所害怕的情况可能永远不会发生（就像我们在斯宾塞的故事中看到的那样）。但如果那种情况真的发生了，那也将会是非常令人沮丧的。

你想要也需要建立一种真实的人际关系。无论你是十几岁、三十多岁还是五十多岁，如果我只能通过这本书向你表达一个观点，那就是，这项工作可能会拯救你的生命——不仅是情感上的生命，也包括真正的生命。选择你可以信任的人，向他们寻求帮助，并冒险向他们敞开心扉。这不仅是治愈的关键，也是在你孤独和无望时自救的关键。正如我前面说过的，如果你患有隐性抑郁但未满 18 岁，如果你不敢对父母坦露事实，请寻找一个你可以信任的成年人，比如亲戚、朋友的父母、老师、辅导员，他们可以倾听和帮助你。

想想本章开头的那句话。堂·米格尔·路易兹指出，你有权做你自己，有权要求你需要和想要的东西。你现在按照某种规则或约定生活，并不意味着它不能或不应该改变。

在这最后一章，是时候讨论你将如何公开自己的旅程，以及你希望你的主要人际关系如何改变了。回顾反思 6，你那时画出了你的核心圈子，这个圈子包括那些最了解你的人或最亲近你的人。随着你思考还有什么人也对你很重要，你的圈子会越来越大。你会更期望改变那些靠近圆圈中心的人与你的关系。

就像烟花一样，微小的火花会扩散开来，让整个天空充满绚丽的光芒。一段关系的改变可以让你意识到，放下羞耻、接纳自我的新生活是多么自信和快乐。这种认识会激励你冒险改变另一段关系，然后是再一段，又一段。

让我们看看这个过程是怎样发生的。当我在 2012 年开始写博客的时候，我相信我对关系的态度是相当诚实的。我公开谈论自身的问题（至少我是这么认为的）。事实上，我创建第一个网站的全部目的就是分享我适应空巢生活的所有细节和情感历程。我唯一的儿子去了另一个州上大学，家里的寂静有时让我难以忍受。他的青春活力从这个家里消失了。这也是有好处的，因为这么多年来我第一次看到了他房间的地板。在他刚离开时我的状态一团糟。在我的博客里，我透露了一些私密的事情，比如我蜷缩在他汽车的前座上，像个婴儿一样，哭得泣不成声。还有什么能比这更坦诚的呢？

在我继续写作的过程中，我身边最亲近的人开始看到我身上的其他变化。我不会再在一件事上纠结那么长时间，不再对任何事都那么小心翼翼。我写得越多，我对以前压抑情绪的习惯改变得越多，我就变得越放松、越开放。写博客的最初一年是我的第一束火花。而这火花也散落在了我生活中越来越多的地方。

观察这种改变如何影响我的人际关系是十分有趣的。对于我那些同样坦诚的朋友来说，他们非常欢迎我身上的这种变化。然而，我从其他人那里听到了这样的话："你确定你想在社交媒体上这样公开自己的生活吗？别人对你的看法不会让你感到紧张吗？"

当这些改变融入你的生活之后，你会感到从未有过的快乐和放松，同时也变得更高效和有能力。更多的人会感受到你的变化，并愿意与你分享他们内心的脆弱。在这过程中你也将汲取更多的能量。

接下来让我们花一点儿时间看看你身边的人对你的改变和治愈会作何反应。无论他们是配偶或伴侣、朋友或同事，还是父母或其他家庭成员，这个转变通常都可以顺利进行，但并非总是如此。

未雨绸缪：了解他人可能的反应

乔西已经在她的隐性抑郁治疗上取得了令人难以置信的进步，有一天她告诉她的家人："你们会看到我的一些变化。所以请做好准备。以后我将会更好地对待自己并向他人勇敢说'不'。"

她的大儿子幽默地回答说："太好了，妈妈。除了我，你能对所有人都这么做吗？"

这是一个有趣的例子，说明你的变化可能被他人怎样接受。实际上，用在展示更真实的自我时如何处理由此带来的人际关系变化这个主题可以写一整本书，但我们只有短短一章的篇幅。因此，让我们来讨论一下基本要点。

拥抱变化

在你的世界里，许多人可能会欣然接受你的改变，并以同样的方式回应你。那些真正为你好的人会欢迎真实的你。同事和朋友可能会对你表示关心，因为你总是承担过多工作、很少放松，而且从不谈论自己的想法和内心。他们可能感受到了你的情谊，但也感觉到了你的拒绝。如果他们与你太过亲近，就会突然被你切断联系。

反思 60：准备好不再隐藏

花点儿时间想想你应该如何坦诚面对你的伴侣或朋友。你可以把你想说的话和你想怎么说提前写下来。然后大声地练习一遍，就像你要发表演讲或扮演一个角色一样。这样的练习还可以帮助你想象对方的反应。做真实的自己感觉怎么样？

重要的是，你要记住，即使是关系中的积极变化也会带来压力。我们都有自己感到最舒服、最熟悉的压力应对策略，无论它是健康的还是不健康的。对于那些了解你并为你的开放感到高兴的人来说，他们的反应很可能是接受并欢迎你的新改变，并询问能做些什么来帮助你，把你们的关系建立得更好、更牢固。这显然是你所希望的。

当你的伴侣或朋友开始更多地理解你所说的话时，他们会以更加安全和健康的方式回应你。记住，你有很多他们不知道的事情，因为你痛苦的回忆都被封锁起来了。当他们对你的新面目越来越适应，开始把自己的理解整合起来，准备好用更坦诚的态度面对你时，他们会非常愿意与你建立新型的关系常态。

如果你曾经有过自杀倾向，一定要牢记，你想表达的信息可能很难被他人理解。即使是最冷静的人，你也需要确保他们相信，你正在得到你需要的帮助和支持，你正在往好的方向发展。

拒绝改变

然而，你在敞开心扉的过程中可能会遇到一些问题。你可以为这些问题提前做好准备，以免反应过度。选择一个跟你的关系并不是特别亲密或者相处时间很少的人，前同事、老同学也许是一个完美选择。选好之后，联系对方，当你告知对方你想要和他建立更深入、更真实的联系时，你可能会被对方拒绝。让我们简要地关注一下你可能无意中创造的三种常见的人际关系模式。

第一种，你们之间可能处在一种所谓的趋近 / 回避的动态关系。对方在情感上靠近你，有时带着愤怒或失望，有时带着爱和温柔。他们越靠近你，你就越回避，这只会让他们靠近的愿望变得更加强烈。你开始敞开心扉可能是他们渴望已久的事。但他们也可能已经习惯了这种趋近 / 回避的动态关系，不太知道角色转换后该怎么做。这种动态关系是比较容易识别的一种，随着双方都越来越多地认识到这一点，这种关系是可以改善的（前提是怨恨没有恶化，并且双方都对关系负责）。

第二种，你们之间可能处在一种由你主导的付出 / 接受的动态关系。你可能已经满足于所得到的，在这段关系中付出了过度的努力。而对方则基本处于被动状态。他们在这段关系中，理所当然地接受了你所付出的一切，没有为了让你们的关系更加健康而努力让自己变得更成熟或更有责任感。如果接受者有操纵和虐待的习惯，或者具有自恋和其他破坏性人格特征，那么情况会更加糟糕。当你深度卷入其中时，后果可能很严重。

第三种，你们之间可能存在一种肤浅的表面关系。你可能会选择一个避免冲突、喜欢隐藏情绪的人作为交往对象。你们两个人不会打架，也很少争吵。对方可能和你很像，喜欢保持情绪稳定。你们作为一个团队运作得很好，但没有多少亲密的交谈和分享。也许你们在很多方面都过着独立的生活——除了在社区活动时，那时你们看起来像一对完美的夫妻。

改变任何一种关系都是困难的，单靠你自己可能做不到。如果是这样，请找一个对夫妻心理咨询有丰富知识和经验的治疗师寻求帮助。

这些模式可能不仅仅局限于你的伴侣。也许你和身边的朋友大多是泛泛之交。当然，也可能你来自一个禁止谈论任何痛苦或不愉快的家庭（正如我们前面讨论过的），所以你现在仍然不习惯与人深入讨论那些感受。你和他们更多地谈论普通的或“可接受”的事，比如你们孩子的老师怎么样，或者昨晚谁赢得了球赛。但是，关于你想过要自杀、你有性方面的问题，或者你担心孩子可能会抑郁等更深入话题的对话从未发生过。

好的一面是，你可能会发现，如果你稍微敞开一点儿心扉，那些关系浅的朋友可能会向你悄悄分享“我不敢相信我会告诉你这些，但我也有同样的感觉”，或者“我已经服用抗抑郁药两年了”。甚至你的伴侣也可能会犹豫，但最终会说：“我也很久没有感到开心过了。让我们试一试吧。”在双方都封闭的关系中，敞开心扉是一股充沛的新鲜空气。

但另一方面，你的伴侣、你的家人或你的朋友可能会有更多的防御性、下意识的反应，它可能是反对的或严厉的。这可能会让你感到十分困惑和痛苦。你需要避免的是向内退缩，再次隐藏。你可能需要给别人时间来适应这个新的你。你要知道负面反应是暂时的，随着时间推移，他们会做出更深思熟虑的回应。

为了清晰起见，让我们把他人可能的负面反应分为四种众所周知的恐惧反应：战斗、逃跑、僵住和屈服（fight, flight, freeze, or fold）。

战　斗

对恐惧的第一种反应是战斗。战斗反应分积极的抵抗和消极的抵抗。积极抵抗的人可能会说："我不想改变我的生活，我对你现在的样子很满意。"或者说："我不想坐在那里谈论痛苦的事情。你为什么要这么做？我们之前一直都同意要保持积极的态度。"他们可能会反过来指责你，认为你之前的隐藏是一种主动的欺骗，问："你为什么以前不告诉我？你不相信我吗？你还有什么事瞒着我？"

战斗反应中还有一种更消极的抵抗。有这种反应的人可能边听边点头，好像完全同意对他们的要求。但在这种表面下，他们并不打算做任何事情。当需要坐下来谈心的时候，他们会找借口："我本以为今天下午我有时间，但总是忙不过来。"或者"天哪，我已经经历了艰难而漫长的一天，根本没有精力。我们明天再做吧。"然而明天永远不会到来。

逃　跑

逃跑反应就是它的表面含义。你提出的改变可能太吓人了，你的伴侣或朋友可能会感觉非常惊慌，他们拒绝从你的角度看问题，甚至想要退出这段关系。他们可能会说："我不知道会发生这种事。我都不知道该说什么了。"然后他们就离开了，并再也不提起这件事。

逃跑也可以通过否认发生，因为他们通过否认问题的存在来"逃避"现实。也许他们会直截了当地说："我不相信你曾经抑郁过。如果是这样，你应该会一直无精打采。但你像只精力充沛的兔子。是谁让你这样想的？"你的坦诚被驳回。改变的机会就这样错过了。

僵　住

想象一只突然出现在车灯前面的鹿，你就能认识到什么是对恐惧的僵住反应。这只鹿会保持呆滞，一动不动。它评估着危险程度，看是有必要逃跑，还是回去继续吃草。

与消极抵抗类似，你的伴侣或朋友可能会表现出倾听的样子。但实际上，他们希望刚才这些都没发生过，一切都还保持原状（听起来像一个能力不足的人可能会做的事情）。或者他们可以对自己说（可能不是对你说）："她有时会这样，但明天还是会像往常一样。”所以他们保持沉默。这和被动抵抗有什么不同？在这种情况下，你的被忽视多于被抵抗。当你试图再次提起这件事的时候，他们表现得就好像你以前什么都没说过一样。没有回应，所以什么都没发生。但请记住，完全什么都不做本身就是一种信息。

屈 服

最后一种是屈服反应，即恐惧对某人来说非常具有破坏性，让他们失去了部分思考能力，完全屈服于恐惧情绪。他们对你所说的事情感到压力过大以至于情绪崩溃，他们反过来需要你的安慰和保证，说一切都很好。他们甚至可能为你的经历感到羞愧。他们可能会说“我早该知道你有多不开心”或者“是我让你有这种感觉的吗”。局面将变得很困难，因为你不想恢复到隐藏自己的状态。

反思 61：我对恐惧的反应

记录自己对恐惧的反应可能会有帮助。你能保持冷静吗？这四种反应的哪一种适用于你？了解这一点很重要，因为冒险改变是会让人恐惧的。当你鼓起勇气去向伴侣、朋友或家人坦白时，认识到自己的反应方式会给你预警，让你提前做好准备以保持情绪平衡。

你也可以花点儿时间写下你对每个人反应的预测。正如前面提到的，人们可能会一直沿用过去的行为模式，所以你可以利用这些信息来指导自己。为什么这是有用的？因为如果你预料到了他人的反应，你就会知道他们的反应更多是由于恐惧，而不是对你个人的拒绝，你也就不太可能因此而感到受伤。

那么，如果你遇到了这样一种更难处理的反应，你该怎么做呢？你会紧紧守住自己的边界吗？不管别人的反应如何，保持你的边界清晰是至关重要的。

建立健康的边界

什么是健康的边界？如果你和某人有健康的边界，你就知道当你与他们在一起时，你的感觉来自你的内心、你自己的想法和感受。这些并不是对方造成的。边界是你的结束与对方的开始之间的一道虚拟界限。你相信："你没有让我感到悲伤。我只是感到悲伤。"

但边界也可以用一种非常务实的方式来定义。当你为他人的行为设立规则时，你就建立了一道边界，如果他人越过这个边界，你可能会做什么或感觉什么。“如果你继续在厨房里制造这么大的噪声，我就要关门了”就是一个简单的例子。你可以设定自己的个人边界，这为你的行为提供了框架。“如果我太生气了，我就离开这个房间。但这次谈话很重要，我冷静下来再回来继续。”

当边界清晰的时候，别人会知道你是谁、你关心什么。反之亦然。同样重要的是，边界给你提供了一种自我意识。你坚持对你来说重要的事情。你向外界明确你的价值观。你知道什么在推动你做决定并引起你的情绪反应。

健康的边界并不是你对他人的最后通牒，而是一种信息（尽管当你的边界不受欢迎时，你可能会因此受到指责）。记住这一区别很重要。

记住，你用了很长的一段时间来改变你的思维。所以，对待你的伴侣、朋友或家人也慷慨一些，给他们同样的时间。你可以邀请他们来向你提问。但边界应该保持明确：“如果你现在不能试着和我一起改变，我能理解。但我要继续这段旅程。”

你可以问他们，你是否可以对他们的反应给予一些反馈。你可以说“我想和你谈谈你对我的愤怒”或者“我想谈谈我如何看待我们之间现在的情况，你似乎对我告诉你的事情感到难以接受”。你在鼓励一场对你们关系有积极意义的对话。

你的伴侣或朋友可能没有意识到的是，他们正在通过他们的反应给你提供信息。如果他们仍然很生气，那就是你需要处理的信息。如果他们说："你知道，一开始我生气是因为我措手不及。我很抱歉对你表现了防卫性。我们能再试着谈谈这个话题吗？"这是一种有用的回应，他们对自己的责怪也是一种信息。或者，如果他们说："你知道，我过后才意识到这不是关于我的问题，当时我只是被吓到了。"这有助于你们继续前进。如果他们继续否认你所说的话，这也是一种信息。一旦他们说："一开始，我不愿意相信你抑郁了，这让我很害怕，我不知道该怎么帮你。"这就是明显的进步。他们也选择了坦露自己的脆弱。

通过将他们的反应视为一种信息，你能够避免被自己的恐惧或防御反应支配。你可能会想："如果他们永远不想谈论这件事怎么办？"或者"如果他们希望我还是以前那个看起来完美的自己怎么办？"如果这段旅程比你想象中要艰难，你会感到难过。但是恐惧不会有任何帮助。

将某人的反应视为一种信息，这可以让你更客观地评估他们与你一起成长的能力。如果他们能做到，那就太棒了。如果他们不能，那么你也必须处理这个问题。

任何执着地遵循你以前的旧规则（你现在认为应该抛弃的规则）的人——无论他们的坚持是因为文化还是家庭观念——可能都没有能力考虑改变。他们可能不理解这种信念体系是如何对你造成破坏的。这是一件令人难过的事，但它同时也是一种解脱。你的工作不是带着他们一起行进，治愈自己才是你的工作。

让我们再来谈谈能力。无能不等于隐瞒。你绝对不会指望去五金店能买到冰淇淋。有时候人们并没有对你有所隐瞒，他们只是没有东西可以给予。再举一个例子：如果我渴了，我知道你有水（你有能力给我），但你没有给我水喝，我能清楚地看到你在拒绝我。我的反应可能是愤怒、绝望或悲伤。但是如果我渴了，我看到你没有水，尽管我希望你有水给我，我也会有不同的反应。在后一种情况下，你最终需要接受这样一个事实：此时此刻，他们没有能力给你提供你想要的东西。然后你就可以决定你的边界在哪里，并依据边界来采取行动。

如果你有些耐心，给你爱的人一点儿时间和空间来考虑你的要求，那么也许他们也会朝着更亲密、坦诚的关系努力（如果他们有这种能力）。

蔡斯的故事提供了一个有趣的视角，说明当你不再隐藏的时候，这种变化会有多么广泛。

蔡斯的故事：一个男人成长为全新的自我

蔡斯之所以接受心理治疗，是因为他因第二次离婚感到心烦意乱。他的两任妻子都有婚外情。他很受伤，也很迷茫。他深爱着三个孩子。值得称赞的是，他没有继续沉浸在痛苦和受害之中，他解释说："后来我不得不重新审视自己，振作起来。"

他在一家大型公司工作，有很强的能力，并且不断升职。那家公司的晋升规则是严格和无情的，对于想要出类拔萃的人来说，八小时工作制并不存在。在两段婚姻中，他都想要与妻子建立情感上的深刻联系，这是他在童年时从未感受过的。但他不知道如何真正地敞开心扉。尽管两段关系从表面上看都很稳固，但对两任妻子来说，他实际上仍然是一个陌生人。最终，她们在其他人那里得到了更亲密的情感关系。

蔡斯知道哪里出了问题，但不知道如何解决。而他最不希望看到孩子们重蹈他的覆辙。

他开始紧张地梳理自己童年的情感经历。直到这时，他才意识到，在他的生活中，羞耻是多么重要的一个因素。他的父亲曾告诉他，他永远不会有所成就，而他的生活准则就是不惜一切代价证明父亲是错的。蔡斯看着自己的儿子，他无法想象自己会对儿子说这样的话。他开始发现，他频繁地将讽刺和急躁的脾气用作自己的防御性反应，而这样的反应正是由童年时对被遗弃和拒绝的恐惧引发的。也许是第一次，他允许自己去体会当下的感受。

他带着一种新的方向感离开了治疗。他不仅希望改变自己的个人生活，也希望改变自己的职业生涯。他希望这些变化不仅出现在他的个人生活中，也出现在他的职业生涯中。这是一种冒险。如果他发展出一种不同的风格，他会在公司失去竞争优势吗？他会不会失去团队的尊重？尽管感到不习惯，他还是开始和他的上司谈论想成为一个更好的领导者。以前，随着他不断晋升，他对自己的团队越来越严格。现在，他参加了培训，学会了如何引导他人发挥潜力，以及如何在决策过程中听取团队中的不同意见。

蔡斯的转变让他的育儿方式发生了不可思议的变化，他向孩子们承认错误，提前回家，向他们坦露自己的心声。他微笑着告诉我："最让我惊讶的是工作中的变化。我曾经担心，如果我变得更开放，我会失去控制，被人认为优柔寡断或犹豫不决。但事实完全相反，现在人们都要求加入我的团队。我对别人的赞赏也得到了反馈——他们的工作效率都大大提高了。"

通过放弃完美主义以及五个阶段的治疗，蔡斯把自己的失败感转化为积极的改变。他的旅程需要时间和耐心。但这给他带来了一种全新的成功，因此，他对改变的渴望开始影响他生活中的一切。

你的旅程还在继续

我们已经来到了本书的最后一节，这不代表工作的结束，你还要认真地继续下去。如果你已经朝着好的方向发展，那么你已经发现了我们在本书最开始谈到的希望——通过实际的改变来获得更真实、更温暖、更快乐的生活的希望。

练习会让这种方式成为你的新常态。

让我们再来谈一个问题。当一个人在与抑郁症的斗争中失败，无法远离自我伤害的黑暗想法时，他们可以选择入院治疗。尽管这是他们不愿提起甚至害怕去做的事，但他们去了，非常努力地与抑郁症做斗争，并拥有了过上更稳定生活的能力。然后他们意识到：回家和恢复正常生活将比最初寻求治疗更加困难。

这可能是最困难的工作。它就在你面前。旧的行为、思考和感受的方式在不断地拉扯着你，要坚持全新的信念和行为是很困难的。有时，你不得不结束一段对你伤害太大的关系，然后在余下的关系中设置全新的边界。你需要权衡当前的关系。放弃一段关系可能导致短期的损失，但也可能带来长期的巨大收益。

为你奋斗是值得的，这不是因为你伪装得完美，而是因为你的缺点和真实。爱你是值得的，这不是因为你所取得的成就，而是因为你本身。你在获得真正的成长，不是因为你看上去总能掌控局面，而是因为你可以体验并接受你所有的情绪，并允许它们引导你。

谢谢你让我有幸成为你人生旅程的一部分。

反思 62：你的梦想是什么？

请用这最后的反思来允许自己畅想未来。

你现在的生活座右铭（人生格言）是什么？

你想去哪里？

在你的生活中，什么会给你带来幸福？

你想在自己的生活中培养什么样的人际关系？

你想要学习什么来带给你成就感？

你想从自己和世界中发现什么来让你内心充满欣喜？

是时候去寻找梦想了。

要知道，无论你选择做什么，它都不会是完美的。它只是你自己的一面镜子。

致谢

如果没有许多人提供他们的精力和指导，这本书就不会存在。首先，让我给大家介绍一下我的朋友和我的团队，他们每一个人都在我需要的时候为我提供了帮助。我在珍妮特·巴莱扎·柯林斯（Jeannette Balleza Collins）的协助下发布了第一篇博客文章，她的睿智指导让我受益匪浅。之后，克里斯汀·马赛厄斯（Christine Mathias）也来了，她有着源源不断的创作才华和热情。当我遇到博主兼作家梅丽莎·舒尔茨（Melissa Shultz）时，我并不知道她是一家文学代理商的版权编辑。当她说“我想我的经理可能会想看看这本关于完美隐藏的抑郁的书”时，我感觉我是世界上最幸运的作家。她的经理吉姆·多诺万（Jim Donovan）与她仔细研究了我的第一本书，用他们的专业能力对我和这本书进行包装和推广，并把我的作品介绍给了潜在的出版商。我对他们感激不尽。

当组稿编辑珍妮·加里波第（Jenye Garibaldi）联系我说要买这本书的版权时候，我不仅心花怒放，还像一个将要摘掉牙套的女学生一样跳上跳下。在那一刻，她本可以向我提出任何要求，但她没有，我很感激。她和我的策划编辑詹妮弗·霍尔德（Jennifer Holder）几乎是在手把手的指导我这个新手作家，让我能够将想要表达的东西更清晰地呈现出来。我的文字编辑马里萨·索利斯（Marisa Solís）仔细地评估了我书稿中的每一句话，对内容进行质疑、删除，并要求更多的解释。凯伦·利维（Karen Levy）对书稿进行了校正，使一切变得更加紧凑，甚至连我的姑姑玛格丽特（她是一个语法狂热者）都有可能感到自豪。当然，我还要向 New Harbinger 出版公司致以衷心的感谢，他们邀请一位新的作者用一种全新的方式来谈论完美主义和抑郁症，这对他们是一次冒险。

有一群人是我永远无法公开感谢的，他们是在读过关于完美隐藏的抑郁的博客后给我发邮件的数百人。他们写道："我觉得你描述的就是我。""我看了无数次抑郁症诊断标准，并为自己感到羞耻，害怕自己是在'无病呻吟'。""你可能救了我的命。"很多优秀的少年死于自杀，他们的父母悲痛欲绝，他们找到我说："我真希望能早点儿知道这些。"这些现实经历激励着我，这是其他任何原因都无法比拟的。更要感谢的是，这当中的 50 多人不仅分享了你在本书中读到的个人故事，还允许我使用这些故事。

我不能忘记的不仅是我自己的患者，还有很多其他人，他们通过社交媒体对我的努力表示赞赏。他们给我点赞、评论，给我加油。感谢你们。

詹妮弗·马歇尔大方地同意为这本书写序。她是我能想象到的最好的例子之一。通过接受自己的心理疾病，她不仅改变了自己的生活，也改变了别人的生活，并且还创建公益组织“这是我的勇敢”来帮助更多的人。

我想感谢加拿大完美主义研究者和作者戈登·弗莱特博士和保罗·休伊特博士对这本书的个人访谈和支持。迈克尔·亚普科博士也与我商讨了我的想法，并支持我的努力。

大约在2017年，当我开始写这本书时，我向我的朋友们承诺，我会尽量不谈论这本书。我的这个尝试很可能失败了，但他们都继续问：“那么，书写得怎么样了？”他们真诚的关心是我继续下去的动力。同样，我也很荣幸和其他团队成员［布伦达·比蒂（Brenda Beatty）、约翰·克劳利（John Crowley）、罗布·克林顿（Rob Clinton）和乔迪·史密斯（Jodey Smith）］一起工作，他们已经解决了很多问题，让我的生活得以维持，也让我可以专注于写作。

从我在读书俱乐部的朋友到我在学校的各种伙伴，从各地的博主朋友到我这个城市的人们，甚至我的健身伙伴们，所有人都保持着前进的动力。鲍勃·福特（Bob Ford）和大卫·约利夫（David Joliffe）博士（我认识的仅有的两位当地作家）来找我，为我的写作过程提供指导。我的好朋友基利·梅耶（Keely Meyer）、金德拉·理查森（Kindra Richardson）、琼内尔·利普斯科姆（Jonelle Lipscomb）、罗伯特·詹姆斯（Robert James）和苏珊·甘蒙（Susan Gammon）——你们都是陪我一起坚持的了不起的朋友。我的心理学家同事，也是我的好朋友，迪娜·希贾齐（Dina Hijazi）博士，总是能为我提供坚定不移的信任和非常可靠的临床建议。他们都为我的个人挣扎、专业问题和高度脆弱感提供了急需的安慰。

我要感谢的还有我的家人。就在我写这篇致谢的时候，我的大哥亚当正在临终关怀医院与食道癌抗争，但他最后输了。对他、对我们以及他的孩子们来说，这是巨大的悲痛。我非常清楚他一直以来的坚定支持。还有盖伊姨妈和我在达拉斯的家人、我在阿肯色州的其他家人、我的哥哥斯宾塞和他的妻子黛比、亚当的妻子安妮，以及我的侄子们和他们的妻子。我的儿子鲁宾逊对我的信任一直是不变的。有一天，当我谈到我在他身上看到的成长时，他简单地说："我也为你的成长感到骄傲。"我最后提到的绝对不是最微不足道的——我的丈夫理查德，我很崇拜他，他接管了家里的一切家务，除了做饭。如果他连做饭也包了，我可能还能瘦几斤呢。他一直倾听着我的一切，给予了我莫大的支持和帮助。

我一想到所有人的悲伤，以及我从每一位家庭成员那里收到的温暖和支持，我的眼泪就会止不住地流出眼眶。

我希望我的父母仍然在世。他们都喜欢阅读，我想他们会为此感到骄傲的。我自己的目标和激情都来源于他们，我非常感激我们为彼此付出的爱，那份爱直到现在还在。我的母亲与严重的焦虑和完美主义斗争，并付出了高昂的代价，这剥夺了她平静的生活。很久以前，她对我说过："如果我知道我在对自己做什么，我就不会这样做。"

我只希望我的文字能帮助像她一样的人。

参考文献

American Psychiatric Association. 2013. *The Diagnostic and Statistical Manual of Mental Disorders*. 5th ed. Washington, DC: American Psychiatric Publishing.

Angelou, M. 1993. *Wouldn't Take Nothing for My Journey Now*. New York: Bantam Books.

Barr, J. 2016. "Dear Class of 2020: Don't Let the Penn Face Get to You." *The Tab*. Penn State.

Batchelor, S. 1997. *Buddhism Without Belief*. New York: Riverhead Books.

Beaton, C. 2017. "Millennial Duck Syndrome: The Faked-Success Cycle That Hurts Everyone." *Psychology Today*, May 20.

Blatt, S. 1995. "The Destructiveness of Perfectionism: Implications for the Treatment of Depression." *American Psychologist* 50(12): 1,003–1,020.

Brown, B. 2010. *The Gifts of Imperfection*. Center City, MN: Hazelden Publishing.

Burns, David. 1999. *The Feeling Good Handbook*. New York: Plume.

Carson, Rick. 2003. *Taming Your Gremlin: A Surprisingly Simple Method for Getting Out of Your Own Way*. New York: Quill.

Curtin, S., M. Warner, and H. Hedegaard. 2016. "Increase in Suicide in the United States, 1999-2014." NCHS data brief, no. 241. April. Hyattsville, MD: National Center for Health Statistics.

Fagan, K. 2017. *What Made Maddy Run*. New York: Little, Brown and Company.

Flamenbaum, R., and R. R. Holden. 2007. "Psychache as a Mediator in the Relationship Between Perfectionism and Suicidality." *Journal of Counseling Psychology* 54(1): 51–61.

Flett, G., P. Hewitt, and S. Mikail. 2017. *Perfectionism: A Relational Approach to Conceptualization, Assessment, and Treatment*. New York: The Guilford Press.

Harris, D. 2014. *10% Happier: How I Tamed the Voice in My Head, Reduced Stress Without Losing My Edge, and Found Self-Help That Actually Works—A True Story*. New York:

HarperCollins.

Johnson, S. 2011. *Who Moved My Cheese?* New York: G. P. Putnam's Sons.

Kabat-Zinn, J. 1994. *Wherever You Go, There You Are*. New York: Hyperion.

Kubler-Ross, E. 2014. *On Death and Dying*. New York: Scribner.

Lamott, A. 1995. *Bird by Bird*. New York: Anchor.

Lawson, C. A. 2000. *Understanding the Borderline Mother: Helping Her Children Transcend the Intense, Unpredictable and Volatile Relationship*. New York: Rowman & Littlefield.

Lawson, J. 2015. *Furiously Happy: A Funny Book About Horrible Things*. New York: Flatiron Books.

National Institute of Mental Health. 2018. "Suicide." Last updated May 2018. https://www.nimh.nih.gov/health/statistics/suicide.shtml.

National Institute of Mental Health. 2019a. "Major Depression." Last updated February 2019. https://www.nimh.nih.gov/health/statistics/major-depression.shtml.

National Institute of Mental Health. 2019b. "Mental Illness." Last updated February 2019. https://www.nimh.nih.gov/health/statis tics/mental-illness.shtml.

Neff, K. 2014. *Self-Compassion: The Proven Power of Being Kind to Yourself*. New York: William Morrow.

Pacht, A. R. 1984. "Reflections on Perfection." *American Psychologist* 39(4): 386–390.

Real, T. 1997. *I Don't Want to Talk About It*. New York: Scribner.

Ruiz, D. M. 1997. *The Four Agreements*. San Rafael, CA: Amber- Allen Publishing.

Shneidman, E. 1993. *Suicide as Psychache: A Clinical Approach to Self-Destructive Behavior*. Northvale, NJ: Aronson.

Siegel, D. 2018. *Aware: The Science and Practice of Presence*. New York: Penguin Random House.

Solomon, A. 2001. *The Noonday Demon: An Atlas of Depression*.New York: Scribner.

Twenge, J. 2017. *iGen: Why Today's Super-Connected Kids Are Growing Up Less Rebellious, More Tolerant, Less Happy—and Completely Unprepared for Adulthood*. New York: Atria Books.

Van der Kolk, B. 2014. *The Body Keeps the Score*. New York: Penguin Books.

Vendel, C. 2018. "University Ignored Daughter's Suicidal Pleas, Parents Say in Lawsuit." *Penn Live*, April 10.

Williams, M., J. Teasdale, J. Z. Segal, and J. Kabat-Zinn. 2007. *The Mindful Way through Depression: Freeing Yourself from Chronic Unhappiness*. New York: The Guilford Press.

Wilson, R. 2009. *Don't Panic*. New York: Harper Collins.

Winfrey, O. 2017. *The Wisdom of Sundays: Life-Changing Insights from Super Soul Conversations*. New York: Flatiron Books.

Yapko, M. 1998. *Breaking the Patterns of Depression*. New York: Broadway Books.